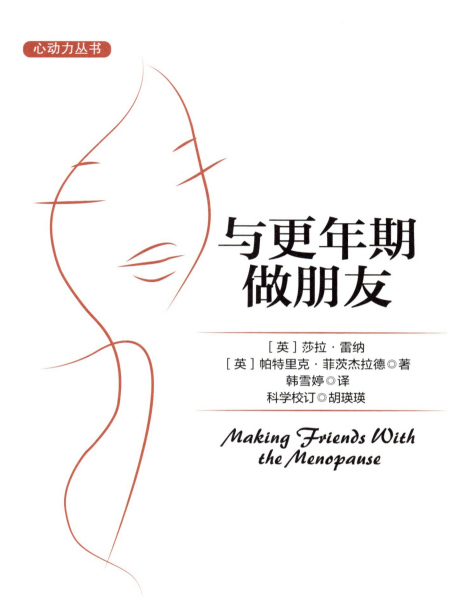

心动力丛书

与更年期做朋友

［英］莎拉·雷纳

［英］帕特里克·菲茨杰拉德◎著

韩雪婷◎译

科学校订◎胡瑛瑛

Making Friends With the Menopause

中国科学技术出版社

·北 京·

图书在版编目（CIP）数据

与更年期做朋友 /（英）莎拉·雷纳，（英）帕特里克·菲茨杰拉德著；韩雪婷译. -- 北京：中国科学技术出版社，2024.11. --（心动力丛书）.
-- ISBN 978-7-5236-0855-5

Ⅰ. R711.75

中国国家版本馆 CIP 数据核字第 2024F59686 号

版权登记号：01-2024-2787

策划编辑	符晓静　王晓平
责任编辑	王晓平
封面设计	沈　琳
正文设计	中文天地
责任校对	吕传新
责任印制	李晓霖

出　　版	中国科学技术出版社
发　　行	中国科学技术出版社有限公司
地　　址	北京市海淀区中关村南大街16号
邮　　编	100081
发行电话	010-62173865
传　　真	010-62173081
网　　址	http://www.cspbooks.com.cn

开　　本	880mm×1230mm　1/32
字　　数	149千字
印　　张	7.75
版　　次	2024年11月第1版
印　　次	2024年11月第1次印刷
印　　刷	北京长宁印刷有限公司
书　　号	ISBN 978-7-5236-0855-5 / R·3304
定　　价	58.00元

你好，读者

盗汗、情绪波动、体重增加、性欲减退——尽管大多数女性并不会将上述痛苦全都体验一遍，但毋庸置疑，这些都是更年期带给女性的身体反应。本书就是要帮助读者了解为什么绝经会导致身体出现各种各样的症状，以及如何缓解一些特别严重的不适感。书中还探索了该生理过渡期对女性的心理影响，为读者提供情感上的慰藉，帮助女性整体感觉更好。在即将带领大家穿越这片"混沌的沼泽地"之前，请允许我和本书的合著者简单做一个简短的自我介绍，这样读者就会知道是什么人在用本书为大家领航了。

我叫莎拉·雷纳[①]（Sarah Rayner），白天（有时候也包括夜晚）的时间大多在写作。目前，我既撰写小说，也写纪实作品。也许有人读过我的《与焦虑做朋友》

---

① 莎拉·雷纳：英国自由作家，曾在《妇女世界》（*Woman's Own*）上发表各种短篇文集，至今以作者和撰稿人的身份工作。

（*Making Friends with Anxiety*）及其姊妹篇《与抑郁和解》（*Making Peace with Depression*）。在此之前，我是一名营销文案撰稿人。多年来，我研究了大量不同的主题，并撰写相关文章。

在将近 50 岁时，我的焦虑症状开始越发严重了。这促使我开始积极关注更年期及其对女性的情绪和身体产生的影响。我得承认，在此之前，我对"更年期症状"知之甚少。但当我发现与其漠视焦虑或与之对抗，都不如坦荡地和它"交朋友"。当这让我更舒服时，我便开始思考如何应对其他更年期反应。与之"交朋友"的方法能有效破解更年期的尴尬局面吗？我相信这是一条可行之路，于是这就成了我创作本书的动机。

我要再坦白一件事：我可不是什么医学专家。但幸运的是，我认识一位出色的医学专家。帕特里克·菲茨杰拉德医生（Dr Patrick Fitzgerald）是一位全科医生，目前在英格兰柴郡的一个小镇上悬壶济世。我们是 30 年的老朋友了，我俩都认为将彼此的经验结合起来可以达到 1+1>2 的效果：

- 我已经度过了更年期。那段经历（我现在动笔的时候是 59 岁）已是几年之前的事情了。不过，我对这个话题依然很感兴趣，而且事后的反思可以得出更具价值的结论，以帮助广大女性。

- 作为医生，帕特里克也经常在工作中与患者探讨有关更年期的问题。

和我一样，帕特里克医生也认为，当前关于更年期的研究尚且缺乏行之有效的确切成果。尽管在 2015 年，英国国家健康与临床优化研究所（the National Institute of Health and Care Excellence，NICE）发布了一份临床管理和治疗指南，来帮助女性减轻更年期困扰，但仍有许多女性在面对自身变化所带来的影响时感到忐忑和焦虑。而美国目前还没有专门的医疗技术评估机构，众多投资方各自为政，且每个投资方对新药品的使用价值都有不同的衡量标准。《药物技术》（*Pharmaceutical Technology*）期刊就对其中的差异进行了梳理。与 NICE 最为接近的是美国临床和经济评价研究所（the Institute for Clinical and Economic Review，ICER），这是一个旨在评估测试、治疗和医疗系统的非营利组织。虽然它们的业务范围有许多重叠之处，但不同的社会政治环境决定了英国公共医疗系统的核心原则是尽一切努力使每个人的健康收益最大化；而在美国，医疗系统本身属于一种商业载体，其核心围绕公平原则展开，即每个人都有平等的机会获得最好的医疗服务。

令人惊讶的是，ICER 的网站上并没有关于更年期护理的内容。我和帕特里克医生认为，对于面临更年期的女性来说，NICE 的护理指南通常能提供更好的指导。我们相信，对于读者来说，本书大有裨益，因为：

- 忽视更年期并不能让相关症状消失。相反，如果你能了解自己正在经历的变化，就会使这个过程变得不那么令人畏惧和抵触。
- 更年期并不是女性特质、亲密关系或魅力的"终点"。这是每个女性人生旅程中一段重要时期。在很多方面，更年期都令女性有所收获，因为随着年龄的增长，女性会获得更多的智慧和洞察力。
- 本书可以传授给你一些可能让这段旅途走得更轻松的方法。无论你是刚刚开始注意到身体发生的变化，还是正处于更年期过程，并因此承受了很多痛苦，本书都将带领各位读者朋友找到最佳的应对之道。
- 本书旨在反映 NICE 的护理指南中提出的关键要点。在第一章中，帕特里克医生对此进行了总体的梳理。
- 面对广大读者，我必须实话实说。本书并不能治愈你的所有症状。毕竟更年期是一个自然过程，我们无法将它彻底消弭于无形，就像我们无法给你长生不老的灵药一样。

- 我打算列出一些读者可能想要咨询医生的棘手问题，再由帕特里克医生给出尽量理想的解决方案。全书都贯穿着这类问答。

- 世界上没有两片完全相同的树叶。我们邀请了许多处于更年期不同阶段的女性，请她们分享更年期带来的影响，并将这些经验都收录到本书之中。

- 本书共分为 9 个章节。每个章节以一个字母为索引，组合起来就构成了英文单词"MENOPAUSE"，也就是"更年期"的意思。第一个字母"M"代表"月经"，最后一个字母"E"代表"蜕变"。这种排序方式既可以反映女性一路走过的旅程，又便于读者轻松掌握书中的内容。

- 本书的内容相对浅显。这是经过慎重考虑后做出的决定。当我最开始寻找关于更年期主题的书籍时，找到的要么是一些令人望而却步的、大而专的医学书籍，要么是一些关注替代疗法的书籍，又或者是一些情节曲折的个人回忆录。由于找不到一本能够简洁概述更年期症状的书籍，我就打算自己写一本——这也正是我和帕特里克医生写这本书的初衷。读者可以把它当作平稳度过更年期的基础指南：书中介绍了更年期是什么，最常见的症状有哪些，以及可以采纳何种治疗方案。读完本书之后，如果读者还想更加细致地探索这个主题，这对笔者来说无疑是又一大乐事。

- 读者可以根据需求来选择性地翻览本书。虽然我希望大家能够从头到尾仔细阅读并理解每一段内容，但也深知对于不同读者来说，某些章节与自己的状况更加契合，所以请随意专注于吸引你的特定部分，并适当地略读其他段落。

希望读者在阅读这本书时，感觉自己像是在与一位好朋友轻松地畅谈，或是在与一位特别善解人意的医生进行专业咨询。当然，如果这两种感觉都能兼得，那就再好不过了。

愿每位女性朋友都能顺利度过这段独特的旅程。

目　录

导　言

（1）为自己的幸福做投资

"我实在没有时间去阅读一本关于更年期的书。"我
猜到你可能会这么说，我也理解你说这句话的出发点。很
多女性都觉得自己没有足够的精力去深究关于更年期的问
题。步入中年，大多数人都面临着各种生活难题。比如在
英国，有超过 100 万的人属于"三明治一代"。他们上有
老下有小，既要赡养年迈的父母，又要抚养年幼的子女。
在美国，以 40~60 岁的群体为例，每 8 个人当中就有不
止一人需要同时养育孩子和照顾父母。

"更年期加剧了我的焦虑，导致我的记忆力减退。我
发现，做决定变得更难了。"珍妮特（Janet，"与更年期
做朋友"互助小组的成员之一）如此说道，"这让我难以继
续工作。我认为，与母亲那一代人相比，现在有更多的女

性正在职业生涯中经历这些身体和心理上的变化。"

珍妮特的感受并非个例。女性本就在工作和家庭之间努力寻求平衡，又遭遇了身体不适，外界还要求她们深入了解更年期，势必会给她们造成更大的负担。特别是绝大多数关于更年期的书籍既厚重又难懂，这更让她们望而却步，不愿深入探讨这件事。研究表明，对更年期话题采取鸵鸟式反应是女性群体中非常普遍的现象。尽管我承认没有人喜欢关注不适和痛苦，但这个中缘由难道不值得大家重视和好奇吗？毕竟，还有什么其他重大的生理变化会让许多女性退避三舍，甚至把头埋进沙子里呢？

月经初潮肯定不是最让女性感到尴尬的生理节点。我记得我当时还兴奋地小声告诉女同学，我"来了"，大家也会兴高采烈地讨论关于约会的话题。后来，女性忙于学习，经历事业浮沉，选择结婚或不结婚、生孩子或不生孩子——她们甚至会提前为退休和死亡做准备，预先就制订出养老和葬礼计划。来自不同文化背景的女性以不同方式来迎合身体上的种种变化，尽管如此，这些身心转变还是能得到广泛讨论、剖析，并得到庆祝或收获同情。

然而，女性却唯独对更年期的变化避而不谈，男性则更加避讳触及这个话题。其结果就是，女性从一个生命阶段过渡到另一个生命阶段的变化过程一直被隐匿不宣，哪怕发现自己正身在其中，众多女性也只能盲目地挣扎。

"大多数女性都会经历这个过渡期，很多人还为此感到痛苦。我不想被宣判为患者，也不想被划为疑似患者。我只想被告知自己所经历的一切都是正常的，并得到关于如何应对各种症状的合理建议。虽然过去几年里，人们似乎对更年期现象进行了更加开放的探讨（这当然是好事），但我对其效果仍持怀疑态度。很多研究提出的所谓'成果'都是受到利益的驱动，实际上对女性并没有真正的益处，如阴道紧致激光治疗、更年期香薰蜡烛。不用了，谢谢！现在我通过改变生活方式、采纳顺势疗法[①]，将更年期症状控制得很好。但我想知道自己耽误了多少工作，以及有多少错误的诊断是由医务人员的无知及未能提供正确的支持和明智的建议所造成的？"

——52 岁的玛丽亚（Maria）

　　大多数经历更年期的女性都会出现一些症状——英国约有 150 万女性受到更年期症状的困扰；在美国，这个数字是 2700 万，其中约有 20% 职业女性的工作因此受到影响。

───────────

① 顺势疗法（homeopathic remedies）又称同类疗法，是一种替代疗法。

一个奇怪的矛盾点在于：虽然更年期是在女性开始有月经后最为普遍的生理经历，但是直到最近几年，女性群体才开始逐渐认识它、研究它。而当讨论更年期现象时，她们却并不总能找到清晰的答案。希瑟·柯瑞医生（Dr Heather Currie）既是英国丹弗里斯—加洛韦（Dumfries and Galloway）国家医疗服务体系（National Health Service，NHS）的妇科副主任医师，也是知名更年期咨询网站的常务董事。她认为，现在有更多的人开始正视并了解更年期，这是非常好的趋势，但它正变得"过于复杂、过于医学化和商业化"。

很能说明问题的是，NICE 成立于 1999 年，旨在提供"基于实证的健康和护理建议"。然而直到 2015 年 11 月，NICE 才发布了一则新闻，宣告"推出了第一份可供临床选择的更年期指南，以结束广大女性默默忍受了多年的痛苦"。该指南制定小组的负责人拉姆斯登教授（Professor Lumsden）表示："每一位担心更年期影响其生活的女性，都应该有机会找到适合自己的选择。"

我赞同这种观点。虽然我并不期望每一位更年期女性都能大张旗鼓地告诉身边人她已经绝经了，但我确实相信知识就是力量。

本书没有执着于详尽地覆盖到每一种症状，而是旨在为读者提供一份女性身体出现的主要变化概览。很少有女性朋友能够完全风平浪静地度过更年期，因此找到最适合自己的选择非常重要。

值得一提的是，如果你住在英国，可以到网上搜索到某位离你较近的、经英国更年期学会（British Menopause Society）认证的专家。北美更年期学会（North American Menopause Society）也有类似的服务，他们提供了一份登记在册的健康护理专业人员名单，这些专家在更年期护理方面均具有很强的专业能力。

（2）什么是更年期？

"更年期"（menopause）一词源自希腊语词根，"men"意为"月份"，"pausis"意味着"停止"。《牛津简明词典》（Concise Oxford Dictionary）对"menopause"的定义是"月经停止"，已经有人发现这个解释似乎具有一些消极意味。邦妮·J.霍里根（Bonnie J. Horrigan）在《红月通行证》（Red Moon Passage）一书中写到，"menopause"一词强调的是月经停止，暗示着绝经即代表女性特征的终结，度过更年期后就不再是真正的女人了。另一位作家丽莎·杰·戴维斯（Lisa Jey Davis）表示，她宁愿将这一过程称之为"兰花期"（Orchids），因为 menopause 这个词太难听了，何况它的拼写里面竟然有"men"（男人）的字眼。

如果只把"更年期"理解为月经的结束，那么从字面意义上理解的话，它应该只持续短短一天才对。但对于大多数女性来说，事实并非如此。《韦氏词典》（*Webster's Dictionary*）对此给出了另一个解释：更年期是指"处于绝经期的女性发生的一系列身体和生理变化"；《法拉克斯医学词典》（*Farlax Medical Dictionary*）则指出："尽管从理论上讲，更年期指的是最后一次月经结束，但它不是一个突发的事件，而是一个逐渐衰落的过程。"

显然，"更年期"的定义并不是一成不变的。没有任何定义是永恒不变的，随着时间的推移，很多词语的含义会发生变化，并且对每个独特的个体都代表着不同的意义。

帕特里克医生总结道："从生理学上讲，更年期是指女性体内雌激素分泌开始减退的时期。潮热、盗汗、失眠、骨密度下降、皮肤弹性变差和阴道润滑不足等症状，都是由雌激素减少造成的，因为人体内几乎每个细胞都有影响其功能的雌激素受体。"

（3）男性也有更年期吗？

人们经常听到有关男性更年期的说法，其话题主要围绕着男性是否也有更年期以及有哪些症状等。单词

"menopause"的词源表明，更年期的意思是"月经停止"以及由此产生的身心变化。而男性并没有月经，因此他们不会经历更年期。男性之所以会出现所谓的"男性更年期"现象，是因为在此期间他们的激素水平下降，往往也会伴随着身体和心理上的其他改变。对于女性来说，排卵往往在相对较短的时间内结束，雌激素的分泌量也会急剧下降；而男性的激素分泌和睾丸素水平会在很长时间内逐渐下降，其影响并不一定表现得十分明显。由于生理上的差异，男性无法完全体会女性的更年期困扰。这也就是说，既然更年期是由人体雌激素水平下降引发的，那么如果一些跨性别女性[①]激素停止分泌，也可能会出现类似更年期的症状。

（4）社会环境如何看待更年期——将其视为一种病态过程？

有意思的是，人们在谈论更年期时，不仅感觉难以启齿，而且使用的多是在谈论其他生理变化时不会轻易使用的词汇。比如，女性之间经常交流有关更年期的"症状"及其相关的"治疗"方法。然而，在谈到青春期时，人们却不会轻易联想到"症状"或"治疗"这些字眼。鉴于

---

① 跨性别女性指那些出生时生理性别为男性，但性别认同为女性，即由男性转变为女性的跨性别者。

《韦氏词典》对"症状"的主要定义是"疾病的证据"，这表明当今的社会环境已将更年期现象视为一种疾病或功能障碍。尽管《法拉克斯医学词典》提醒世人"更年期不是需要治疗的疾病表征，而是一段自然的人生阶段过渡期"，但处于更年期的女性似乎仍然认为这意味着自己的身体出了问题。

这种语言上的关联起源于 20 世纪 40 年代，也就是激素疗法首次面世之时。药企需要为他们的产品创造需求，正如尼基·巴赞特（Nikki Bazzant）在《卫报》（*The Guardian*，英国的全国性综合内容日报）上发表的那样，这导致了首个雌激素产品——倍美力片（Premarin，结合雌激素片）被确定为治疗更年期病症的药物。20 世纪 50 年代的一则广告的广告词是"倍美力片帮你拥有丈夫的爱"。该广告宣称，激素类药物能让女人"再次成为性福之人"。1966 年，美国妇科医生罗伯特·A. 威尔逊（Robert A. Wilson）在他的《永远的女性》（*Feminine Forever*）一书中将更年期问题描述为一种"严重、痛苦、致残率高的疾病"。

更有甚者，有些语种里根本没有"更年期"这个词。在日语中，最接近这个意思的词是"konenki"，意指"生活体验的转变"，而不是特指月经的停止。这是否表示日本女性不会经历更年期？当然不是。她们也和其他国家的女性一样要面对绝经的影响。不过，在一种崇尚尊老的文化中，日语使用了一个侧重点截然不同的词，这似乎十分应景。

也许，有些读者会觉得这些说法只是文字游戏而已，并没有太大的影响。但请相信，我之所以关注这些问题，并不是在吹毛求疵，而是因为我相信女性赖以生存的社会对更年期的态度，将对女性的自我认知产生巨大的影响。

（5）女性自身如何看待更年期——将其视为自然的人生过渡期？

本书不愿通过无视其存在来摆脱传统的文化包袱。由于我是在用英语写作，因此本书也使用了"症状"和"治疗"这样的字眼。但这不是在为更年期定性，只不过换成其他词汇的话，听起来会有些生硬。我和帕特里克医生的想法一样，把更年期视为一段既有积极意义又有消极意义的时期将会对女性更有帮助，也更有治愈效果，而且更细致的观点将使每位女性都能与这段个人经历"做朋友"。

这段经历包括月经停止、丧失生育能力，这无疑意味着更年期对于女性来说是一种精神和情感上的终结，可能会带来强烈的愤怒和悲伤等感受。但更年期也是一个崭新的开始——度过更年期的女性对生活意义和人生目标的感悟往往会发生巨大的改变。这是一个心理分水岭：一边是少女的青葱时代，另一边是熟女的沉稳风华，同时也是一个迎接转变和成长的大好时机。

第 **1** 章

"M" 代表月经

本书要先从生物学的角度来探寻更年期的起源。从生理上讲，更年期的诱因是什么？了解这一点有助于女性更好地理解自己体内正在发生的变化。

激素在生殖周期中的作用

我猜绝大多数读者都和我一样，已经告别生物课很多年了，在此有必要先"科普"一番。月经周期是一个循环的过程，每个周期大约历时 28 天。在此期间，子宫内膜增厚，为受孕做好准备。如果没有受孕，子宫内膜便会脱落，形成月经。

月经周期受激素的调控。激素是身体的化学信使，经由血液流向各个组织或器官。在日常生活中，激素扮演着重要的角色。无论是消化吸收、生长发育，还是情绪控制，都离不开激素。生育繁殖的过程更是需要激素的参与。卵巢和脑垂体能分泌生殖激素，以调节某些细胞和器官的功能。在月经周期中，激素也发挥了举足轻重的作用：

- 脑垂体释放 促卵泡激素——促进卵细胞在卵巢中成熟，刺激卵巢产生雌激素。

- 卵巢分泌雌激素（有时称为"雌性激素"）——抑制促卵泡激素的分泌，使得在一个月经周期内只有一个卵细胞发育成熟；刺激脑垂体释放促黄体生成素。

- 促黄体生成素促使成熟的卵细胞从卵巢中释放出来。

- 卵巢会分泌另一种激素，即孕酮——能在月经周期中期和整个怀孕期间维持子宫内膜的厚度。

当激素水平正常时，人体各项功能就能顺利运转。不过，本书要探讨的并不是育龄女性的理想状态，而是要重点关注"月经"（乃至人体的生理周期）被按下"暂停键"的那几年。

现代观念普遍认同将更年期分为 3 个阶段，每个阶段都是一段特殊的旅程，且常常伴随着各不相同的身体变化：

- 绝经前期，也称为"围绝经期"[1]；

- 绝经期；

- 绝经后期。

先来看看第一个阶段。

---

[1] 围绝经期指妇女绝经前后的一段时期——从 45 岁左右开始至停经后 12 个月，包括从接近绝经出现与绝经有关的内分泌、生物学和临床特征起至最后 1 次月经的后 1 年。

2

围绝经期——激素水平出现波动的阶段

"我从来没有想过，在我40岁出头的时候，就会迈入更年期的阵营。在此之前，我一直盲目地认为更年期只会发生在50多岁的女性身上。还没等我仔细去了解更年期的各个阶段和每个阶段的相关'症状'，它就猝不及防地降临了。我曾以为更年期距离我还十分遥远，以致我从没有事先和其他女性朋友讨论过这个话题。40岁以后，我经历了各种各样的状况，如心悸、髋关节疼痛、易怒，甚至过去的'不毛之地'莫名其妙地冒出毛发，还有连续数日的无端疲劳（这里仅举了几个例子，实际的问题远远不仅如此）。对于这些症状，我常以'年龄大了'作为托词，至于情绪上的起伏，我就自欺欺人地归因于天性如此——我本就喜怒无常。严重的心悸引起了我的重视，于是我去做了检查。诊断结果让我松了一口气，好在这并不是什么险恶的顽疾。即便如此，也没有人提醒我，我可能是进入了围绝经期。"

——48岁的克莱尔（Clare）

围绝经期是绝经前的过渡期，标志着女性卵巢的衰退。不过卵巢很少会突然丧失功能，其衰退会较为明显地表现为生育能力的逐步下降。

- 在围绝经期，雌激素的分泌失去了原有的节律，开始出现波动。最终，女性体内的雌激素降至极低水平。
- 在最后一次月经后，孕酮停止分泌。
- 激素分泌的减少影响了女性身体的方方面面，从性欲到大脑功能，都会随之减退。
- 雌激素水平过高会导致腹胀、乳房触痛和月经出血量过多。
- 雌激素水平过低会导致潮热（该词在美国和加拿大的写法略有不同，有些称为潮红）、盗汗、心悸、失眠和阴道干涩。
- 在围绝经期，孕酮的缺乏会导致月经不调、血量增多或经期延长。
- 许多女性发现，随着雌激素水平的加速降低，身体上的反应也愈加明显。
- 女性开始进入更年期的平均年龄是 47.5 岁。约有 10% 的女性会突然绝经，但对于大多数接近更年期的女性来说，绝经的过程通常会持续大概 4 年。
- 也有些人的围绝经期可能会持续很长时间（甚至长

达 10 年之久）。

- 对于接受过妇科手术或某些治疗的女性来说，她们的围绝经期往往更加短暂。
- 更年期女性仍然有可能怀孕。如果不想怀孕，就要采取避孕措施。请继续阅读，了解更详细的情况吧。

（1）关于围绝经期和绝经期的避孕问题

月经正常的女性，除非伴有潜在的健康问题，否则都有可能会怀孕。即使是绝经女性，在停经后的头一年里仍有可能保持生育能力。如果你与伴侣发生了亲密关系且不想怀孕，一定记得要采取必要的避孕措施。

相关问答

莎拉：医生建议女性使用什么避孕方法？最常见的副作用有哪些？

帕特里克医生：每位女性都有自己的避孕偏好。有些人喜欢最简单的方法，即男性使用避孕套。也有人喜欢每日服用避孕药，或是相对"一劳永逸"地使用宫内节育器，如曼月乐——一种孕激素节育环①。以上方法都可供选择，但根据副作用程度以及女性是否同时使用激素替代疗法②，各有一些注意事项。英国性与生殖健康委员会（Faculty of Sexual and Reproductive Health）发布了一份针对"中年女性"的避孕指南，读者可以在网上找到该内容。简要汇总如下。

- NICE 的指南建议：对于 40 岁以上女性来说，孕激素节育环可能是最佳的避孕方式。它既可靠又安全，而且如果需要同时进行激素替代治疗，目前最理想的组合是宫内节育器＋局部应用激素替代疗法，因为这样的副作用最小。

- 服用复方口服避孕药。医务人员通常建议患者在 40 岁左右就停止服用复方口服避孕药。但如果你已年满 35 岁，且有吸烟、体重超标、心脏病、高血压或高胆固醇等问题，就

---

① 曼月乐（Mirena），也叫左炔诺孕酮宫内节育器，可放置于宫腔内，维持 5 年有效。

② 激素替代疗法是通过补充外源性的雌、孕激素等，来缓解或预防围绝经期及绝经后女性因卵巢功能衰退、性激素水平不足所带来的一系列症状的一种医疗措施。

最好不要长期服用复方口服避孕药。这是因为复方口服避孕药可能会增加心血管并发症的风险。从好的方面说，复方口服避孕药中的雌激素可以有效缓解更年期症状，降低女性对激素替代疗法的需求。而且服用某些药物如佳雅（Qlaira），会引起两天的短暂突破性出血（口服避孕药的副作用之一）。如果你受到月经出血过多的困扰，避孕药将大大改善这种情况。

- **皮下埋植避孕棒（如Nexplanon）和长效注射避孕剂。**这两种方法都是在女性体内植入长效的孕酮，这样就不必每天牢记按时吃药。就像服用单纯孕激素避孕药一样，体内孕酮水平高意味着你的月经可能停止，其副作用包括间歇性点状出血、血量增多、皮肤改变和情绪波动。目前没有确切证据表明单纯使用孕酮与生殖系统癌症之间存在联系，而且它对子宫内膜癌具有预防作用。

- **宫内节育器或节育环**主要有两种类型，分别是铜环和孕激素涂层环。铜环为非激素型，因此可与激素替代疗法结合使用。不过，由于铜环具有副作用（尤其是加剧出血），其应用受到了一定的限制。含激素的节育环（如曼月乐）已在临床上广泛使用。这些节育器的使用期限因产品而异，但曼月乐是唯一一种得到授权可与激素替代疗法共用的节育环，通常成为女性首选，因为它的耐受性好，有效期长达 5 年，它可以配合口服或注射雌激素（即激素替代疗法）来改善更年期症状。但宫内节育环的缺点包括不规则的阴道出血（这往往会随着时间的推移而好转）、亲密接触疼痛以及罕见的子宫疼痛。千万不要忘记，曼月乐每 5 年就需要更换——经常有女性朋友忘记这一点！一定要把更换的日期添加到备忘录里。

莎拉：女性如何知道什么时候可以停止避孕？

帕特里克医生：一般的建议是，如果已经超过 1 年没有月经或者年满 55 岁，就可以放心停止避孕。不过，如果你正在服用单纯孕激素避孕药或使用曼月乐节育环，就可能一直不来月经，也就无从判断这一点。

　　请注意，以上关于避孕方法选择的建议都是普适性的。医生会根据每个人的具体需求来制定个性化的避孕方案。或者，当地的计生部门也会提供相关指导，帮助女性放置或取出节育环。

　　当然，如果你正在备孕，尽管没人能对此打包票，还是有一些提高生育能力的治疗方法可以帮到你。需要的话，备孕女性可以看看《与生育能力做朋友》(*Making Friends with Your Fertility*)。这是一本详实的关于生殖健康的指南，能帮助育龄女性顺利度过自然怀孕和辅助生殖（如试管婴儿）路上的高潮和低谷。

（2）围绝经期对月经有什么影响？

　　进入围绝经期，有些女性发现自己的月经周期缩短，有些女性则与之相反；有些女性的出血量变少，有些则变多。还有很多女性会同时面临好几种情况。

> "我也不知道下次月经什么时候来。"
>
> ——51 岁的萨尔（Sal）

月经周期的波动并不一定表明身体出了"问题"，很可能只是因为女性的身体正在进入过渡期。在围绝经期，女性的激素水平出现波动，每个月经周期的激素值都可能比正常值略高或略低。如果某个月份你没有排卵（这对于围绝经期女性来说十分常见），那么身体就不会持续分泌孕激素促进子宫内膜转化作用。这可能导致女性子宫内膜异常增生，在月经周期中间出现点状出血，或者当月经来潮时大量出血。

- 如果严重的痛经影响你的生活，服用诸如布洛芬或扑热息痛之类的止痛药可以缓解症状。
- 不规则出血可能预示着较为严重的问题。如果你有相似症状，请咨询医生。

"我认为现在的人对围绝经期的认识不够充分，而且很少提到出血问题，大部分人只关注到了潮热。对我来说，最糟糕的症状是月经量增多且出血不规律。我的日常生活因此受到了很大的影响。"

——48 岁的安娜（Anna）

（3）有时月经紊乱并非由围绝经期引起

　　有时候月经紊乱并非更年期所致。如果排除了怀孕的可能性，导致月经停止、混乱或经量过多的最常见原因有：

- 压力过大。
- 过度节食——体重骤降可能会影响月经周期。
- 孕激素宫内节育器（节育环）——这有时会导致在月经周期中出现点状出血。
- 药物影响——一些药物（特别是避孕药）会干扰身体分泌雌激素和孕酮的节律，也可能导致月经提前或者延后。
- 过度运动。
- 甲状腺功能亢进或减退。
- 子宫肌瘤。
- 子宫内膜异位症。
- 多囊卵巢综合征。

相关问答

莎拉：什么情况下的月经紊乱需要予以重视？

帕特里克医生：月经状况与年龄有很大关系。从经验上讲，如果女性超过了 45 岁，那么月经紊乱更可能是表明你正处于围绝经期。但如果女性不到 45 岁且月经一直很规律，却突然血量增多，或是月经周期发生改变，或是在月经周期中出现点状出血，就有必要检查是否有其他原因，如子宫肌瘤等。但无论你的年龄多大，请不要恐慌——即使是其他原因引起了月经紊乱，这些病症也很少会危及生命。医生会根据女性的不适情况，检查该症状是否会影响患者的生育能力。不管是月经紊乱还是妇科疾病，都是可以治疗的，医生可能会把患者转到妇科门诊（那里有针对女性生殖问题的专科医生）。不过，如果你在非月经期间或亲密行为后出血，还是要去看医生。尽管月经紊乱可以作为更年期的一种表征，但仍有些女性并不能准确断定自己正处于生殖周期的哪个具体阶段。再强调一次，进行检查十分必要，这也是医生存在的意义。

莎拉：医生能判断出我是否处于更年期的早期阶段吗？

帕特里克医生：当女性出现潮热和月经变化等更年期症状时，医生就会首先怀疑她进入了更年期。如果患者超过 45 岁，那就连验血都可以省了，因为更年期是最有可能的原因。为了排除其他不确定性因素，医生会检测患者的促卵泡激素水平和其他指标，如甲状腺功能等。然而，促卵泡激素检测结果并不是 100% 可靠的，因为激素波动也是更年期的表现之一。复方避孕药也会改变激素水平。这的确令人难以捉摸！

如果女性正在服用复方避孕药，那就更难判断其处于哪个生理阶段了，因为药物作用可能会掩盖激素水平下降的迹象。NICE 表示，不应该将促卵泡激素水平作为那些使用了复方雌激素和孕激素避孕药的女性是否进入了更年期的判断依据，因为这些药物可能影响诊断的准确性。

我认为，正如 NICE 建议的那样，在大多数情况下，症状往往是最有效的衡量标准。如果类似更年期的症状让你感到焦虑，请去咨询医生。网上的"自我测试表"，可以为广大女性提供就诊之前的基础判断依据。

莎拉：能简要介绍一下 NICE 的更年期指南对医生提出了哪些建议吗？

帕特里克医生：作为一名医生，我很高兴在更年期照护方面得到了有效的指导建议，因为多年以来不同的专家曾经给过我许多混乱的信息。NICE 的优势在于，该团队审核了所有可用的数据，并在花了几个月的时间去伪存真之后，才颁布了指导意见。

　　该指南分为更年期诊断、护理以及卵巢早衰治疗等部分，不过卵巢早衰这部分内容在本书中并没有涉及。就诊断而言，前面的章节提到了女性进入更年期后身体发生的主要变化——尽管在通常情况下，验血有助于排除其他引起身体变化的原因，但对于 45 岁以上、出现月经不调等明显更年期症状的女性，无须验血即可初步诊断为更年期（因为这是最大的可能性）。

　　在护理方面，该指南最大的亮点在于，它明确指出，激素替代疗法是治疗令人头疼的更年期症状的最佳方法。的确，激素替代疗法在诱发乳腺癌和子宫内膜癌方面存在潜在风险，但这种风险需要根据个人情况进行评估。

对于那些没有子宫的患者来说，只使用雌激素替代疗法似乎比使用联合激素替代疗法（即同时补充孕激素和雌激素）的风险更低。对于拥有子宫的女性来说，正如前面提过的，采取口服雌激素与含有孕激素的宫内节育器（如曼月乐）相结合的方案，会最大限度地降低联合激素替代疗法的风险。我认为，这为医生在考虑将激素替代疗法作为首要治疗方法时提供了更多的依据——本书将在第5章更加细致地探讨这一点。

"以前，我的月经非常规律。我患有子宫内膜异位症，考虑到随之而来的症状和疼痛，月经规律对我来说是最大的福音，这样我就可以提前为那个星期做好准备。我会提醒自己经期不要太劳累，不要安排重大会议或处理过多重大事项。我还告诫自己绝对不要在这个时间去购物，因为经期的情绪起伏不利于做出理性的决定。但一进入围绝经期，我的月经就变得完全没有规律可言。有时候间隔两周就来一次，然后是5周、3周，再然后是两个月……所以我无法提前准备。这严重影响了我的正常工作和生活。除了痛经，往往还伴随着出血量增多，我真的快要崩溃了。但上一次月经只持续了5天，而且出血量大幅度减少，我已经彻底搞不清楚状况了。"

—— 54 岁的韩雅（Hanya）

（4）更年期常见的生理指标

正如前文提到的，女性身体的变化大部分是由雌激素和孕酮水平波动造成的。这会导致：

- 潮热；
- 盗汗；
- 关节疼痛；
- 神经敏感；
- 毛发稀疏（头发、阴毛或全身汗毛减少，面部汗毛却增多）；
- 体重增加；

- 记忆力减退；
- 心神不宁；
- 精神不振；
- 疲劳乏力；
- 失眠；
- 头痛；
- 阴道干涩、弹性变差；
- 性欲减退；
- 打喷嚏和大笑的时候特别容易尿失禁。

许多女性发现，这些始于围绝经期的身体变化贯穿了整个更年期，并且在彻底绝经后还会持续一段时间。

"围绝经期带来的影响令人叹为观止。人们往往以为更年期就是逐渐绝经的过程，但其前奏可能持续数年，且伴有多种其他症状，真是让人头疼。我经常觉得身不由己，现在有时候还会有这种感觉。"

——50 岁的安妮（Annie）

> "最让人困扰的更年期问题在于，我们也不知道自己处于更年期的哪个阶段。这是一段未知的旅程，我们搞不清楚自己已经坚持了多久，也不知道它什么时候才会结束。"
>
> —— 53 岁的朱丽叶（Juliet）

（5）在围绝经期，激素变化带来的常见心理效应

在围绝经期，激素的变化会导致女性心理出现波动：

- 情绪波动；
- 重度焦虑和恐慌；
- 突发崩溃和抑郁；
- 易怒暴躁；
- 对生活普遍不满。

如果你到现在为止还没有仔细关注过更年期问题，上述列表中的现象可能会让你感到不适。但将它们罗列出来并不是为了引发焦虑——本书的初衷恰恰与之相反。很多时候，女性可能没有意识到自己的感受与更年期有关，而是在感受到严重不适时难以自拔，担心自己再也无法好转。我也曾经恐慌过，当我焦虑的时候——是的，我以

前也很焦虑——谁敢保证我的余生不会就这样度过呢？此外，这些症状中有许多很难界定——如"精神不振"或"心神不宁"，它们来无影去无踪，因此女性难以对其作出判断，也难以向他人倾诉。这也导致很多女性对自我认知和自身感受产生怀疑。如果你正受到焦虑的困扰并希望了解更多如何控制焦虑的方法，可以在《与焦虑做朋友》一书中找到许多应对之策。

　　这并不是让女性不去留意倾听来自身体的声音，或忽视这些变化。在神经高度紧张的状态下，或是第一次经历恐慌不安的时候，及早发现其中的缘由将会给女性带来巨大的安慰，而且只要能认识到这一点，也会成为一种慰藉。当然，就我个人而言，我确实从中得到了安慰。

　　"从来没有人提醒过我，围绝经期会这么糟糕，甚至我一度以为自己精神错乱了。毫不夸张地说，它让我的生活发生了天翻地覆的变化，我不得不放弃工作。当知道其他人也经历过类似的情况，我才感觉到发生在自己身上的事情是正常现象。"

　　　　　　　　　　　　　　　——47岁的宝拉（Paula）

如果女性能认识到自身症状很可能与更年期有关，她们就更容易向其他人寻求帮助。后面的章节将继续探索这些生理和心理上的变化，并分析包括激素替代疗法在内的护理方法。

（6）什么是早更？

有很多因素会导致女性比平均年龄更早地进入更年期。有些女性的生育能力会在 40 多岁时就开始下降，更罕见的是，有些人在 30 多岁时就开始面对更年期问题。

- 如果女性在 40 至 45 岁之间自然出现了更年期症状，就可以认定为进入了"早更"。
- 在不足 40 岁的女性身上，如果卵巢减慢或停止产生成熟卵细胞和生殖激素，即发生了卵巢早衰。大约每 100 名女性中就有一位会在 35 岁前提早进入更年期。

尽管人口调查研究表明，家族遗传、吸烟和社会经济因素会增加发生早更的可能性，但对于 70% 的早更者来说，其原因仍不明朗。手术或药物治疗也可能引起早更：

- 子宫切除术、卵巢切除术和其他盆腔手术会导致更年期综合征提前。子宫内膜消融术会引发闭经，从而使患者出现更年期症状。不论年方几何，只要患者在子宫切除术中同时切除了卵巢，就会在手术完成后立即进入更年期。如果患者的一侧或两侧卵巢保持完好，则可能会在术后 5 年内开始更年期。

- 经历化疗或放疗的女性会出现药物性更年期症状。其他药物也可能产生这种影响——例如，主要用于预防乳腺癌复发的他莫昔芬[①]就有这种副作用。

（7）早更带给情绪的负面影响

不管是什么原因导致女性早更，身历者的震惊和不安都是非常值得理解的情绪。

> "41 岁时，我被确诊身患乳腺癌。经过 6 个月的手术和化疗后，我开始服用他莫昔芬。虽然癌症治好了，但它却直接将我推入了早更的困境。我的情绪剧烈起伏，经常盗汗。一想到身患癌症的现实、漫长的治疗过程以及由他莫昔芬抑制体内雌激素分泌而导致的身体改变，我就沮丧不已，陷入了抑郁。18 岁时，我就经历了第一次严重的抑郁症发作，从那以后每隔几年就会发作一次，但这一次我的状态异常糟糕，我不得不告别工作岗位。"
>
> —— 52 岁的西沃恩（Siobhan）

[①] 他莫昔芬（Tamoxifen），一种抗肿瘤药，用于复发或转移性乳腺癌的治疗、早期乳腺癌术后的辅助治疗。

"我 40 岁时就出现了更年期症状。不过，直到我打算再生一个孩子时，才发现自己已经处于围绝经期。我去做了检查，想要找出备孕失败的原因，结果发现我的卵细胞数量很低，这让我心情低落、压力山大。"

——42 岁的安妮（Annie）

很多女性在得知自己过早地进入了更年期时，先是会抱怨"为什么是我？"然后就开始想这可能是由什么原因造成的，以及这对她们的未来意味着什么。

- 早更会打击女性的自尊，让她们对人生产生无力感，而且看起来比实际年龄显老。
- 有些女性会担忧自己失去女性特质。不管处于哪个年龄阶段，很多更年期女性都会产生这种感觉，后面会专门探讨这个话题。
- 对于还没有孩子但是希望生育的女性来说，发现自己正在经历早更，悲痛感会更加强烈。

成为母亲的道路并不总是一片坦途，但这并不意味着早更女性永远无法成为母亲。因为生育能力多为逐渐下降，而非突然丧失，仍有一些经历早更的女性（5%～10%）确实能够在未经医疗干预的情况下自然怀孕。而且，在接受卵巢切除术之前，冷冻卵子也为女性未来怀孕提供了可能。在大多数情况下，接受其他女性捐卵是早更女性成为母亲的最有效途径。

无论女性是由于自身因素还是其他因素而发生早更，重要的是，考虑是否需要降低激素变化对身体的影响。如果患者有理想的好帮手来减缓进入过渡期的身体不适，那么其情绪可能不会受到太大影响。在这种情况下，医生的最常见建议就是激素替代疗法（详见第 5 章）。无论状况如何，如果女性比预期更早地迈入更年期，笔者还是建议患者寻求额外的情感支持，来帮助自己调整与更年期到来有关的坏情绪。

尽管很难，但面临生育困境的女性可能不得不暂时"放下"关于自己是何种女人的执念。如果你正深陷其中，《与生育能力做朋友》这本书可能会帮到你。这本书是我和咨询师特雷西·塞恩斯伯里（Tracey Sainsbury）共同撰写的，书中更加详细地探讨了不孕不育女性复杂的情感世界。

请相信，更年期可以成为一段令女性深思和感悟的旅程。在你经历过痛苦的涅槃，与哀伤挥手作别后，人生之路将重新绽放精彩。

绝经期——告别最后一次月经的阶段

　　最终，女性的卵巢不再产生卵细胞。于是，女性的月经停止，生育能力也随之消失。在英国和美国，女性绝经的平均年龄是 51 岁。

　　我在 49 岁的时候绝经了。当它发生时，我并不知道那是我的最后一次月经。如果我知道的话，很可能会开个小派对庆祝一下！当然，除非有预知未来的能力，否则谁也不会知道哪次月经会成为"绝唱"。这为整个绝经期蒙上了一层朦胧的色彩，于是人们便将绝经期定义为最后一次月经后的 12 个月。如果你和我一样，月经周期开始逐渐变长，那么你就很有可能忽略了从每隔几周一次直到彻底停经的过程。即使是现在，我也不能断定我的最后一次月经是什么时候——我只知道在两三年前，我就绝经了。而且我敢打赌，我并不是唯一一个说不清楚末次月经具体日期的女人。

　　再强调一点，虽然女性的平均绝经年龄为 51 岁，但这只是一个平均值。我身边就有 53 岁和 54 岁依然拥有月经的朋友。月经初潮的情况也与之相似：一些同学在 12 岁时就迎来了初潮，有的则在 16 岁。影响女性最终月经年限的因素包括初潮年龄（即第一次月经时的年龄）、口服避孕药史、吸烟史、体重指数、种族、家族遗传史和乳腺手术史等。

许多女性发现，她们在围绝经期首次出现的生理症状会在绝经期间加剧。只不过出于前文提到的原因，女性可能要到绝经后才能清楚地意识到这一点。

根据妇科专家海塞姆·哈莫多（Haitham Hamoda）先生的说法，80%~90% 的女性在停经后仍会伴随着更年期症状。以潮热为例，作为更年期最常见和最明显的生理指标，超过半数的更年期女性会出现该症状。这里还要再强调一点，更年期并不令人绝望，因为对于大多数女性来说，更年期的影响不会持续一辈子。

麦克马斯特大学（McMaster University）的妇产科教授唐娜·费多科（Donna Fedorkow）表示，有 95% 的女性会在最后一次月经后的 5 年内，彻底摆脱更年期的影响。新的证据表明，非洲加勒比裔和拉丁裔妇女的更年期症状更为严重。如果你饱受其扰，本书要隆重推荐阿德里安娜·瓦莱兹（Adriana Valez）的相关文章，这些内容会令读者十分受益。

"我经常和年龄相仿的朋友们交流克服更年期问题的心得，年轻女性则对其不以为然。除非亲身经历过，否则那些姑娘根本不会明白那是一种什么样的感觉。"

—— 53 岁的朱莉（Julie）

"大多数人似乎都把更年期看作一个笑话，直到它发生在你身上——那时就不那么好笑了。"

—— 51 岁的谢尔比（Shelby）

相关问答

莎拉：在什么时候应该寻求医疗帮助？女性一直都很难确定是应该忍受更年期的生理症状，还是应该去看医生。因为这是每个女人都会经历的事情——毕竟潮热现象这么普遍。对此您有什么建议？

帕特里克医生：是选择寻求治疗还是静待激素水平回归稳定，这取决于个人状况。最主要是看这些身心变化让女性担忧到什么程度。问问自己：这些感受对我造成了多大的困扰？我是应对自如还是力不从心？我是面临着严重的痛苦还是轻微的不适？

以潮热为例，如果潮热伴随着盗汗，这是否会让你辗转难眠，第二天工作的时候感到疲倦不堪？还是每天睡醒时虽然浑身湿热而黏腻，但总体上还算休息得好？我的建议是，如果你对第一个问题的答案是肯定的，那就需要引起重视。咨询医生会有所帮助，必要的话，还可以采用一些药物治疗措施。但如果你仍然能够睡好——比如你知道潮热的原因很可能是由激素变化带来的，这是更年期的正常生理反应，那就可以等待，看看情况是否会自行好转。不过，如果出现状态恶化的迹象，就要及时就医。读者可以首先尝试后面章节中介绍的一些生活方式改变方法，来缓解症状。

绝经后期——最后一次月经后的 12 个月直至更久

就像很难确定自己何时进入更年期一样，女性也很难确切地知道何时进入绝经后期。

苏珊·S. 韦德（Susun S. Weed）在《更年期新篇章：智慧女性之道》（*New Menopausal Years，The Wise Woman Way*）一书中，将绝经后期定义为最后一次月经后的 14 个月。更常见的说法是，女性连续 12 个月没有月经或者点状出血，即视为进入绝经后期。无论如何，这意味着女性不再排卵，也不能怀孕生子了。

诸如潮热之类的更年期症状往往会在绝经后趋于缓解，但由于雌激素水平降低，绝经后期的女性面临骨质疏松症和心脏病等健康问题的风险有所增加。这并不是说此时人体完全停止分泌性激素，但这确实意味着女性几乎绝对不会怀孕。即便如此，女性也不应低估因绝经而带来的积极的身心变化。告别每个月的"老亲戚"可能一下子就把女性解放出来，因为你可以首先扔掉厚重的卫生巾，再给自己好好添置一批新内衣。还有些女性在度过更年期后，感到精力充沛。

"自从没有了月经，我过得多么自在啊！我没有孩子，也从未急切地想要生孩子，所以失去生育能力并没有让我担心。相反，对于能够摆脱那些麻烦，我深感庆幸。"

—— 52 岁的苏齐（Suzi）

"啊，我终于不再来月经了——彻底解放了！那些与卫生巾纠缠不清的日子，那些提醒自己准备止痛药的小贴士，那些对弄脏裙子的担忧……都不会再有了！谢天谢地这一切都结束了。我又可以穿白色的衣服了！"

—— 53 岁的朱尔斯（Jules）

- 在女性度过更年期后，子宫肌瘤通常会停止生长并缩小。
- 随着绝经后期完结，关于女性体内正在发生什么以及它是何时发生的"猜谜游戏"，也终于宣告结束了。
- 失去生育能力意味着女性可以在不必担心怀孕的情况下，享受甜蜜时刻。

所有这些变化都会令女性感到自由和放松，本书将在第 7 章与读者交流如何度过更年期以后的生活。

第 **2** 章

"E"代表情绪

现在，各位读者已经对更年期的 3 个阶段及每个阶段相关的生理变化有了更为细致的了解。本章节将深入探讨这个过渡期会对女性的情绪带来哪些影响。

首先回忆一下，你还记得自己十几岁的时候吗？你是否和我一样，几乎每小时都在愤怒绝望和喜悦幸福的情绪之间摇摆？你是否还记得自己的初吻、初恋，没有父母陪同的第一个假期，以及第一次考驾照？这些经历常常深刻地烙印在人们的记忆中，因为它们带来的感受是如此强烈。也许你的孩子已经经历了青春期，所以你最近才意识到孩子们的"情绪"就像一列频繁急转弯的过山车。

曾经很配合、很让人愉悦的孩子，上一分钟还兀自嘟囔着，似乎对你所说的任何事情都不屑一顾，下一分钟就把全世界的每一处不幸都归咎于你。

> "青春期是孩子们急剧变化的时期。在孩子 12~17 岁这几年，家长通常感觉自己仿佛老了 20 岁。"
>
> ——阿尔·伯恩斯坦（Al Bernstein），公共演说家、运动分析师

虽然其他因素也可能导致青少年的情绪波动，但毋庸置疑，生殖激素对他们的身体和行为都具有深刻的影响。只有当雌激素和睾酮的分泌不再受到抑制时，青少年才开始向成人转变。虽然人们已经懂得青春期的"叛逆"是激

素紊乱的产物，但不太为人所知的是，由于更年期的到来，人体内也在经历一场巨大的"化学地震"，这会对女性的情绪产生重大的影响。

为什么头一天还感觉良好，第二天却感觉很糟糕？——这就是情绪波动

　　第 1 章开头提到，在月经期间，女性体内的激素会出现明显的起伏。这些高峰和低谷在更年期开始之前很久就已经影响到女性的情绪——经前期综合征正是由此而来。

　　前文还阐释过，女性体内的激素在围绝经期间也会产生波动。对于一些女性来说，其原理与经前期综合征类似，症状却更为严重。女性的情绪可能经历大起大落，医生和心理学家通常称之为"情绪波动"。就个人而言，我认为用"情绪波动"来形容我在围绝经期时的感受，太轻描淡写了。"波动"听起来无关痛痒，我更愿意称之为"情绪海啸"。就好比发生车祸的时候你无法控制住车辆一样，我当时也觉得完全无法控制住自己的情绪。

　　我当时的问题是极度焦虑，这种感觉让人彻底不知所措。在不堪重负之时，我不得不停止工作，因为我开不了车，也无法与人交流。有时，深深的恐慌甚至让我喘不过气来。一些女性在这段时间还可能会被抑郁症的阴影所笼

罩。不管是焦虑还是抑郁，都会令人感到压抑和痛苦。尤其是对于以前没有遇到过情绪问题的女性，她们会更觉得无助。没有什么是比"对自己的身体感到无能为力"更可怕的了。有些女性会变得敏感易怒，出现记忆力减退和心神不宁的状况，更有甚者，上述症状均有。

目前已知的是，许多所谓的更年期情绪症状都可以归因于大脑血流量减少，即雌激素缺乏改变并减少了大脑的血流量。其结果就是患者变得笨手笨脚，反应迟钝，空间距离感缺失，总有一种"灵魂出窍"的感觉。这听起来是不是很熟悉？好像和经前期综合征的感觉差不多。

遗憾的是，在我处于围绝经期时，并没有意识到激素的力量。对此一无所知并没有带来盲目的幸福感，而是让我变得越来越焦虑。最终，我近乎绝望，只好去看心理医生。然而，当我问他我的焦虑是否与年龄（49岁）有关时，他说这"不太可能"，并且指出我有过焦虑症病史。我提醒他我的焦虑正日益加重，我认为自己正在经历更年期。我强调："抗抑郁药物似乎不像以前那样有效了。"（多年来，我一直维持固定的服药剂量。）他分析说，可能这种药物对我失去了疗效，于是换了别的药物，这才让我的症状有所缓解。

当时，我相信心理医生的话具有权威性，因为他是这方面的专家。不过当我度过了更年期以后，我的焦虑就减轻了。这似乎不仅仅是巧合，所以我更仔细地研究了一下，发现对于更年期女性来说，焦虑是很常见的问题。马萨诸塞大学（the University of Massachusett）的精神科住院医生斯泰西·B.格拉曼（Stacey B. Gramann）在一项针对近 3500 名 50~79 岁女性进行的调查报告中指出，焦虑症是更年期女性身上最为普遍的症状。抑郁症的情况也与之类似。哈佛大学情绪与周期研究的调查人员招募了一批年龄在 36~44 岁、没有严重抑郁症病史的围绝经期女性，并对她们进行了长达 9 年的跟踪调查，以监测重度抑郁症的新发病情况。结果不出所料！按照格拉曼的说法，他们发现进入围绝经期的女性出现显著临床抑郁症状的可能性，是尚未进入围绝经期女性的两倍。

现在，如果我是你的心理医生，当你向我咨询更年期是否会导致情绪波动时，我会回答你："是的，当然了！"坦率地说，我希望当时我那位心理医生也能对我说出这句话。影响情绪的当然可能还有其他因素，但围绝经期的情绪波动乃至崩溃，确实往往与起伏不定的雌激素和孕酮水平有关。如果我早知道很多女性在和我相似的时期也有过相同的感受，我的症状都是"正常"的现象，我将得到莫大的安慰。正如前文提到的，我最大的担忧就是这种焦虑会一直持续下去。如果我能够找到同伴，就会点燃希望，明白这一切终将结束。当然，我也可能会选择激素替代疗法。是的，我会考虑的。

生活总会给你第二次机会，它叫作明天。

——佚名

不过，我毕竟不是你的医生或心理医生，除了生殖激素波动的影响，情绪低落的确还有其他生理原因。例如，甲状腺问题也会影响情绪，而且可能发生在任何年龄。尽管如此，如果你认为自己正处于围绝经期，并且觉得比以前更加焦虑、沮丧、暴躁或易怒，那么这些激烈的情绪状态很可能与你身体正在发生的变化有关。它的原因和青春期类似，而不同之处在于，在青春期人体的生殖激素正在释放，而到了围绝经期则是激素开始受到抑制。

接下来，让本书为读者驱散焦虑、抑郁和愤怒等情绪的阴影，并带领大家学习更多关于如何应对每一种情绪的知识。

我感觉像是心脏病发作了
——这就是焦虑

如果女性想理解处于更年期的感受并学习如何更有效地管理情绪，就必须认识到自己的思绪是与身体紧密相连的。即使不是医学专家，女性也该明白，卵巢并不是在骨盆里独立运作的。如果你的身体曾经被别人吸引，这就很明显地说明，女性的生殖器官是和大脑相通的。

"严重的焦虑和抑郁让我痛苦不堪。我很想尝试激素替代疗法，但后来因为药物短缺而被迫停止。等到我55岁时，医生告诉我，我已经绝经并度过了更年期，我又再次争取了激素替代治疗。这个过程整整折磨了我7年。"

——56岁的尤玛（Yoma）

激素紊乱会给全身带来压力。本书第 1 章讲到，随着卵巢功能的下降，生殖激素的水平也会下降。这就解释了为什么在围绝经期，女性会感到更加不知所措和紧张焦虑。孕酮水平降低是围绝经期的主要特征之一，这会导致女性出现焦虑、暴躁和易怒的症状。孕酮是一种天然镇静剂，能够弱化和平衡雌激素的影响，同时改善睡眠。

孕酮是由女性生殖系统分泌的一种激素，其主要功能是调节子宫内膜厚度。它由卵巢、胎盘和肾上腺产生，有助于维持肝脏和肾脏的健康，并利于使大脑冷静下来。随着孕酮水平的下降，女性会感到身心疲惫、压力重重。许多女性身上都存在焦虑问题，如紧张性头痛、心悸、消化问题等，甚至在某些情况下，彻底发展为严重的焦虑症。

进入围绝经期，在经历生理变化的同时，女性还要面临其他人生大事，而这些大事可能会加剧焦虑。比方说，在我接近 50 岁时，父母的健康问题让我一度更加恐惧死亡的来临以及其他许多的事情。焦虑并不完全是由雌激素和孕酮导致的问题——当人们承受着巨大压力时，体内也有其他激素在推波助澜，其中最值得注意的就是肾上腺素的影响。

肾上腺素的作用

想要了解肾上腺素，就需要追溯到比人类的寿命和记忆更久远的时代，也就是人类依靠狩猎和觅食维持生计的时期。焦虑是恐惧的生物学残迹，它是帮助人类对抗危险和威胁（如捕食者）的基本生存机制。从这个角度来说，人们可以把肾上腺素看作一种不受人体内孕酮干预的激素。即使孕酮减少也不太影响肾上腺素发挥作用，因为它在人体内独立存在，并且无论如何都不会消除。当人们感到恐惧时，身体会出现的反应：

- 大脑会发送一个生物信息，触发应激激素——肾上腺素的释放。
- 人体应激系统随即全面启动——呼吸变得更快更浅，为肌肉提供更多氧气。
- 随着心跳加速，血液流向大脑和四肢，人体就能瞬间做出反应并快速逃离。这就是为什么人在害怕的时候会感到心悸、胸闷和刺痛。
- 血液从不必要的器官中转移出来，比如胃部血液流动速度减慢。因为在生命安全受到威胁的情况下，第一要务肯定不再是食欲。因此，当人们感到害怕的时候，可能伴有恶心的症状，甚至无法进食。
- 肝脏释放储存的糖分，为身体快速供能。血液中过量的糖也会导致消化不良。
- 肛门和膀胱的括约肌放松。这样体内的食物和液体都被排出，逃跑时身体才能更加轻盈。这就是紧张时会出现腹泻和频繁排尿的原因。

- **身体通过出汗来降温**。血管和毛细血管向表皮靠近，导致出汗和脸红。

你可能会对上述身体反应感到熟悉，甚至可能亲身经历过其中的一些。如果你了解它们都是正常的生物学反应，会对稳定情绪有所帮助。

动物身上也有类似的反应。理解这一点有助于缓解女性自以为重病缠身的恐惧。每个人都会在某些时刻感受到焦虑，但当焦虑过分放大、持续不断或无缘无故地出现时，就可能演变为情绪问题。这种情况即使无须逃跑或为生存而战，也会触发肾上腺素的分泌。在更年期期间，孕酮水平的降低可能会导致这种情况更加频繁地发生。如果女性在意想不到的环境（如在超市里或商务会议）中经历这一系列的反应，就会产生令人尴尬的后果。如果可以的话，在这种情况发生时，最重要的就是要提醒自己，上面列出的症状本身都并不危险。

"在身体出现变化之前，我既健康又能干。更年期的到来让我和家人都措手不及。我出现了严重的焦虑和恐惧，还伴随着所有与更年期相关的症状。我四处求援，寻找可以分享的人，希望人们不戴有色眼镜地倾听我、理解我。很多女性都不想使用抗抑郁药物，我们只是想要被安慰，寻得一丝希望的光芒。"

——52 岁的塔什（Tash）

如果你极度焦虑，在肾上腺素消退之前就不太可能平静下来，但克服焦虑的主要秘诀是不要与它对抗。人类需要与恐惧长期共处，不管恐惧的感觉有多可怕。

当我的焦虑非常严重时，我也曾竭尽全力与它抗争。我常常想，只要能摆脱焦虑，我愿意付出任何代价！有时我甚至一边尖叫着"从我脑袋里滚出去"，一边使劲拍打自己的额头。不过，等我了解了肾上腺素的作用之后，我改变了自己的态度。我意识到，无论我多么迫切地想要甩掉焦虑，也不可能成功，因为它与恐惧感密不可分。渐渐地，我开始意识到这种焦虑正是使人类保持存续的奥秘。这是我与焦虑做朋友所迈出的第一步，也是我通向康复之路的起点。

有意思的是，目前NICE推荐使用激素替代疗法和认知行为疗法来缓解更年期的相关症状。本书第5章将更深入地探讨激素替代疗法，而第6章将涉及认知行为疗法。

小贴士

"当我感到焦虑加剧时，我会轻声告诉自己，这些感受都是由肾上腺素引起的，没有必要害怕。我建议大家也尝试类似的方法：尽可能照常行事，让焦虑感自行好转。别忘了提醒自己，这只是一点焦虑而已，只是肾上腺素在作怪，这种感受本身并不会伤害你。"

——莎拉·雷纳，节选自《与焦虑做朋友》

3

我的情绪低落，我想躲到地缝里去——这就是抑郁

> "人世间的一切在我看来是多么的可
> 厌、陈腐、乏味而无聊！"
>
> ——威廉·莎士比亚（William Shakespeare，英国文学
> 史上最杰出的戏剧家），节选自《哈姆雷特》（*Hamlet*）

在讨论抑郁症时，非常重要的一点是，要从一开始就将情绪悲伤和临床抑郁症区分开来。后者是一种身体疾病，其症状比心情不好复杂得多。

情绪悲伤：

- 由于痛苦的遭遇而感到悲伤是人之常情。
- 悲伤是一种短暂的感觉，当人们接受了现实后，它就会消失。

- 当人们感到悲伤时，虽然感觉不好，但还是能继续面对生活。

抑郁症：

- 抑郁症患者经常找不到导致自己情绪低落的合理原因。
- 抑郁症可能持续数周、数月甚至数年。
- 抑郁症患者经常感到要被生活压垮了，并对未来充满绝望。

尽管大多数女性在经历更年期时并没有陷入临床抑郁症的泥沼，但据估算，有 20% 的女性在某个时期曾体验过抑郁。情绪研究表明，和焦虑症一样，抑郁症的发病风险往往在围绝经期达到顶峰，而到了绝经后期，该风险则有所下降。如果你认为自己可能患有抑郁症，那么需要留意的主要症状包括：

- 极度缺乏精力、动力和积极性——曾经看似简单的任务变得异常艰难。
- 对所有或大多数日常活动的兴趣明显降低。
- 显著的体重变化或者长时间的食欲减退或增加。
- 长期失眠或嗜睡（过度睡眠）。

- 几乎每天都会感到极度或无谓的内疚。

- 优柔寡断或者全神贯注的思考能力日益减退。

- 自我价值和自尊感丧失。

- 偶发广场恐惧症和幽闭恐惧症。

- 反复出现关于死亡或自杀的想法。

"没有什么比突如其来的巨大变故更令人心神疼痛。"

——玛丽·雪莱（Mary Shelley，英国著名小说家），
节选自《弗兰肯斯坦》（*Frankenstein*）

"我发现在进入更年期时，我的焦虑和抑郁最为严重。我进行了激素治疗，但焦虑症状过于严重导致我无法工作，我还需要依靠药物来缓解焦虑。我有一个很棒的专业医疗团队，但他们对于焦虑的看法却各不相同。激素专家说这全是激素紊乱闹的，心理医生说我绝对是心理健康有问题，自然疗法医生跟我强调的是加强营养和改善睡眠。现在我的情况已经稳定下来，也许不管我怎么做，焦虑都会自行缓解。我并不是说治疗的过程不需要激素或药物，但我确实因为希望快速康复并重返工作岗位，而感到压力非常大。"

——54 岁的特里克西（Trixie）

如果你总是情绪极度低落，难以自行诊断，那么最好由医疗专业人员来评估你是否患有临床抑郁症。此外，正如我所发现的那样，抑郁和焦虑经常如影随形、纠缠不清，女性朋友稍有不慎就会从焦虑发展为抑郁。

尽管我很想挥动魔杖驱散你的抑郁，但本书如果声称能用几段话就减轻女性的痛苦，未免太不负责任了。抑郁症可能成为一种危及生命的疾病。尽管有证据表明，更年期的激素变化（特别是雌激素的缺乏），可能导致抑郁症，而激素替代疗法可以缓解与更年期有关的情绪症状，但单独使用激素替代疗法并不能有效治疗严重的抑郁症。

何况，除了身体上的变化，女性还可能在围绝经期期间，经历其他对情绪产生重大影响的大事，如子女离家、长辈生病或过世。在处理复杂的情况时，抗抑郁药和心理治疗可能比激素替代疗法更加有效。

抑郁症通常在早上最为严重。你可能会感觉想赖在床上，无法鼓起勇气面对新的一天。请不要停留在这种状态。尽量轻缓地起床，做一些可以集中精力的事情，但不要过于劳累。如果能在某件事情上找到一丝成就感，将有助于改善你的心情。给自己一些小奖励，然后如果你觉得精力尚可，尝试完成下一个小任务。务必在感觉疲惫之前停下来，一整天都要善待自己。

相关问答

莎拉：如果在这个时期情绪低落是很常见的现象，那么是否表示更年期实际上会引起焦虑和抑郁？

帕特里克医生：哪怕是医生，想把两种纠缠发生的复杂情况区分开来也是很困难的。最好还是采取一种全面的方法，着眼于整个人的心理状态。我不认为焦虑、抑郁和更年期是密不可分的，也不认为对于正处于围绝经期的女性来说，焦虑和抑郁是不可避免的。我认为围绝经期的焦虑或抑郁反映了女性的整体生活状态以及生活经历不尽如人意。

换个更宏观的角度来看，女性激素变化的时期也正是她们情绪最不稳定的时期。她们可能正因为生育能力和青春活力的流逝而感到悲伤，或许还经历着容貌焦虑（这种焦虑常常来自报纸和社交媒体的鼓吹以及同龄人的眼光），并开始畏惧衰老。她们可能比以往更加感知到死亡的可怕。如果孩子们离家闯荡，她们还会感到在家庭中丧失了母亲的角色；如果和孩子生活在一起，即使女性自己的状态良好，也会被孩子弄得鸡飞狗跳。又或者她们需要照顾记忆力衰退、既令人心疼又让人感到无奈的父母。这是一系列强烈的触发因素。有时，这些问题就会成为女性焦虑乃至抑郁的深层次原因。坦率地说，如果哪个女性身处这种情况下，却没有感到些许焦虑或抑郁，我都特别惊讶！但这并不等同于说更年期会导致焦虑或抑郁。并不是每个更年期女性都会经历焦虑或抑郁，即使她们确实很难受，也不一定都需要医疗帮助。每个人都会经历情绪变化——甚至是家里的猫、狗也不例外！

我认为，对于女性来说，确定她们的焦虑或抑郁何时成了一种精神负担，或者在医生看来已经进入了病态，这才是更有价值的事情。也就是说，女性更应该关注的是情绪低落是否会导致疾病。如果焦虑或抑郁的程度破坏了你的日常生活——当看似理所当然的事情，如起床、通勤、外出、照顾自己（吃饭／洗澡／睡觉）以及实现自我价值变得困难重重时，那就需要寻求帮助。在事情变得更糟糕之前，你就应该就诊。如果更年期症状加剧了你的困境，那么医生就需要帮你同时（而不是分开）解决这两个问题，因为你是一个整体。我的建议是：

- 列出你认为影响自己健康和幸福感的担心和忧虑。
- 查看该清单，并根据让你焦虑的程度对各个事项进行排序。
- 然后一项一项地和你的亲人、伴侣、家人、朋友，甚至是（必要的话）医生，逐项讨论这个清单。

有人倾听可以帮助女性释放心中的压力。有时候，解决问题的办法很简单，但大多数人都需要来自各个方面的支持和关怀。这种支持可能来自家人、朋友，也可能来自心理疏导机构，还可能来自药物治疗，或者是这些方面的互相配合。

如果你已经郁闷了一段时间，尤其是产生了自残的想法，及时寻求帮助是十分必要的。承认自己抑郁没有什么丢人的，这并不是你的错。尽管当你有这种心态时很难看到希望，但是请相信一切都会好起来。正如帕特里克医生所说，和亲近的人谈谈你的感受，或者找个时间去看医生，他们会提供一些可行的选择。

天啊，我想杀了他——这就是愤怒

"女性比男性更可怕。"

——拉迪亚德·吉卜林（Rudyard Kipling，英国小说家、诗人），
节选自《女性物种》（*The Female of the Species*）

有些女性发现，处于更年期的自己似乎对一切都丧失了包容心。任何风吹草动都可能让她们大发雷霆，没有任何预警就在一瞬间火冒三丈。砰！就像炸弹爆炸一样，女性愤怒起来可能更加极端且战斗力惊人。通常情况下，发完脾气的女性又会陷入深深的懊悔。如果你发现自己比以前变得更加急躁和易怒，这可能会令你非常不安。

正如前文提到的，除了更年期的影响，中年本就是一个生活问题频发的时期，女性还需应对很多容易引起心理压力的变故。再加上由失眠（这是更年期带来的一种常见影响，后面会仔细讲到）、肾上腺素水平升高和孕酮水平降低导致的疲劳加剧，女性表现得好像要对全世

界宣战，就不足为奇了。极少数的愤怒是完全无缘无故的，所以当你情绪失控时，全面检查触发愤怒的原因，你会发现有好几个因素在共同起作用，其中就包括激素的变化。

临床医生马尔西·霍姆斯（Marcy Holmes）解释说，如果你以前就脾气不好，那么围绝经期更极端的激素波动可能会使你的暴躁症状加剧 10 倍。在围绝经期，激素复杂而微妙的平衡会被打破，从而干扰大脑中让人感觉愉悦的化学反应，并引起包括愤怒在内的极端情绪。

"我很难控制所有的愤怒，尤其是当我不知道自己为什么愤怒的时候。幸运的是，我住在乡下，身处偏僻之地有助于我发泄怒火。我可以'咚咚咚'地踩着脚爬上山坡，大声尖叫、肆意怒吼、尽情咆哮。但是面对陌生人时，我的情绪就很难发泄出去，因为我不想让别人看到疯狂发怒的自己。"

——54 岁的卡莉（Callie）

5

努力保持情绪健康

　　总而言之，NICE 发布的指南建议广大女性求助于针对更年期心理症状的互助小组、心理治疗、咨询医生、考虑服用抗抑郁药物，也可以选择针对焦虑问题的激素替代疗法。重要的是，你要记住，所有这些都只是建议，到底哪种方法适合你，完全取决于你自己的偏好。在诉诸药物之前，大多数女性可能更想尝试一种天然的营养疗法。霍姆斯指出，调节情绪的关键是促进激素恢复平衡。她与各个年龄段的女性密切沟通，得出了共同的结论，即糖、咖啡因、酒精和压力会加重激素波动症状。不稳定的血糖和过度激活的压力反应，再加上激素的波动，为情绪的暴发和围绝经期的愤怒创造了条件。女性要控制这些触发恶劣情绪的饮食因素，并对摄入体内的东西加以关注，以便大脑能够更好地应对围绝经期的激素变化。

　　保持稳定的情绪也需要关注身体健康。鉴于上述复杂的生理状况，本书有理由建议，在围绝经期，保持激素平衡，关注可能存在的甲状腺问题，养成包含蛋白质、脂肪和糖类在内的均衡饮食习惯，再加上适量的日常锻炼，都对维持身心健康特别有帮助。女性的不良情绪往往可以通过改变生活方式来缓解，比如学习一些自我放松和减轻压力的方法。

> **小贴士**
>
> · 积极锻炼、健康饮食。
> · 学习一些自我镇静的技巧，如瑜伽、冥想或韵律呼吸。
> · 避免镇静剂和酒精的摄取。
> · 参加能培养成就感的创造性活动，比如演奏乐器，尝试绘画、针织或木制手工，选一项你感兴趣的项目来学习。
> · 多交朋友，增进友谊。
> · 与家人和邻里保持联系。
> · 如果可以的话，记得多笑一笑，或者至少对自己和生活报以微笑。

与更年期有关的主要情绪问题之一是，女性可能陷入情绪危机，并基于与激素变化相关的感受对自己的生活状态做出判断或决定。在这种情况下，关于管理焦虑的实践方法就派上用场了。一个管用的技巧是不要把生活"灾难化"，即不要预先就锁定最坏的结局。明天醒来时，与其想着"又是一个焦虑的日子，一切都糟透了"，不如尝试期待"今天可能还不错"。有时候生活看似没有提供其他选择，但只要你努力尝试，就有可能发现意外之喜。

另一项有益的练习是尝试与情绪保持距离。这往往说起来容易做起来难，但是如果你把自己看作自己最好的朋友，像"闺蜜"一样给自己提些好的建议，就会大有成效。如果你的头脑中一团乱麻，那就试着把思绪视为来来去去的心理事件，就像天空中飘过的云朵，远远地观望就好。温和地对待这些情绪，然后想象着目送它们飘走。

根据卡罗尔·S. 皮尔森（Carol S. Pearson，全球顶级精神分析学学院帕西菲卡研究学院校长）的说法，女性需要培养出另一种身份，好让自己能够用独立的判断力审视自己。她在《红月通行证》（*Red Moon Passage*）一书中解释道，如果女性能够摆脱个人化的标签，从更广泛的背景中去看待种种艰难的经历，并认识到更年期是全世界所有女性都会经历的特殊过程，便能从中受益。只要女性能让自己从情绪中挣脱出来，就不会再轻易被负面感受所控制。这种情况与青春期类似，但不同之处在于成年女性充满智慧，有能力从感受中学习，但又不被感受所束缚。不过，皮尔森强调，这并不意味着阻塞、压抑，甚至是征服情绪，而是要完全接纳并拥抱它们。

如果你已尽力关照自己的身心，却仍然在情绪的旋涡中挣扎，那么就是时候去咨询医生了。问题的症结并不在于你必须处理好生活中的一切，也不在于"其他女性"似乎都应对得更好。正如帕特里克医生所建议的，重要的是，你能否应对。如果你的状况不好，请打电话给医生。

"更让人震惊的是，人们远远低估了更年期实际上对女性的困扰程度，严重地低估了更年期带来的情绪风暴。悲哀的是，女性往往是在忍受 2~3 年，直到出现不可承受的症状时，才会求助于医生。早在 42 岁时，我就已经出现了围绝经期的早期迹象，却一直拖到 45 岁，才去看医生。家庭医生是否经验老到也十分关键。很幸运，我的医生并没有浪费时间为我检测莫须有的周期激素水平，而是把我的症状与年龄（即使我相对年轻）相结合，然后得出结论：'所以就是这样，你进入围绝经期了。'除此之外，不要根据小报媒体鼓吹的说法来决定治疗方案。多读一些关于更年期的科普书籍，就我个人而言，知道将要发生什么、知道这一切都是正常的（尽管这个过程堪比炼狱），能带给我一种控制感。当我陷入痛苦时，我就仅仅把它看作一种讨厌的症状，比如就把它当成一次非常烦人的感冒就好了！"

——48 岁的尼克（Nic）

　　还有很重要的一点是，请记住，尽管更年期似乎持续了很长很长时间，但它并不是没有尽头。对绝大多数女性来说，一旦进入绝经后期，激素失调所引起的波动和症状都将结束。在那之前，亲爱的读者们只需做好准备，温柔地对待自己的身体和灵魂就行！

第 3 章

"N" 代表夜晚

更年期会在夜间对女性产生重大影响，严重干扰女性的睡眠。

潮热和盗汗

"多么恼人的盛暑！它让我永远浑身湿嗒嗒的，
所有漂亮的形象都荡然无存。"

——简·奥斯汀（Jane Austen，英国小说家），
节选自 1796 年 9 月 18 日的信函

潮热和盗汗（也称为血管舒缩症状）是更年期最常见的症状，有相当比例的更年期女性受到潮热、盗汗的重度困扰。

让人感到惊讶的是，尽管潮热现象普遍存在且让女性感觉十分不适，但其原因尚未被百分之百确定。医生曾经认为这些症状完全是由雌激素水平下降引起的，但雷·佩特（Ray Peat）这样的健康专家则坚称，只有研究雌激素的医生和围绕以雌激素为基础的激素替代疗法而发展起来的行业，才会对这一提法深信不疑。无论孰是孰非，其原因似乎都比这更为复杂。最近对动物的研究表明，大脑也在潮热发作的过程中扮演着至关重要的角色。

"更年期最让我痛苦的症状就是盗汗，我周遭的一切都被汗水湿透了！医生们对我丈夫表现出极大的同情（却不是对我），就因为每天夜里他都要频繁地受到打扰。简直难以置信！"

—— 50 岁的卡扎（Cazza）

雌激素水平下降可能会影响下丘脑的功能。这是一个大脑皮层以下的结构，可以在一定程度上调节人体的体温。现在有人指出，下丘脑释放的神经递质可以使周围动脉扩张，进而导致潮热，但目前学界尚需更多的研究来证实这一点。因此，本书将注意力集中在更加紧迫的问题上，即潮热和盗汗如何影响女性，以及当它们发生时女性可以做些什么。

- 潮热通常会影响面部、头部、颈部和胸部，并持续几分钟。
- 除了出汗，可能还伴有脸红和发热。
- 潮热往往会提高女性的体表温度，与此同时，女性的体内温度却在下降。
- 根据潮热的严重程度，女性可能会感到头痛、虚弱或眩晕。
- 盗汗在夜间更为常见，而且正如各位读者所料想的，在炎热的天气里也会经常发生。

- 在更年期，女性的心跳速度和血流量都会增加，这就是为什么女性可能同时经历心悸（心律不齐）以及潮热或盗汗。

- 当身体努力纠正这种失衡时，女性可能会感到寒冷或打战。

- 在夜间，这种连锁反应可能会让女性大量出汗并从睡梦中惊醒。

- 盗汗可能持续 1 分钟到 1 小时不等，而且可能每小时发生一次或每周发生几次。

> "对我来说，潮热与处在温暖的环境中或由于体力消耗而出汗时的感觉完全不同。这有点像你突然惊恐地意识到自己闯了大祸，随后全身突然涌贯一阵热流。但内心惊慌时的热流更像血液的激荡，而潮热则更像身体内部有一个熔炉被一下子点燃了。就我而言，潮热一般能持续大约 10 秒。如果我当时照镜子的话，就会看见自己的脸和脖子变得斑驳、通红。潮热过后通常紧接着就是大量出汗，而这一点最让我不堪其扰。有时我正在和别人交谈，比如在商店或餐馆里，突然之间，我的脸颊一阵发烫，全身浸透汗水，我只觉得无比尴尬。"
>
> ——48 岁的克洛伊（Chloe）

"大约有两年的时间，我饱受着剧烈盗汗的折磨。我每天都很想换床单，但我做不到，因为我还有太多的事情要做。那种感觉真是太糟糕了。我的床单总是湿的，我很庆幸那时我单身，一直一个人住。"

—— 54 岁的霍莉（Holly）

（1）缓解潮热

NICE 建议，改变生活方式，比如定期锻炼、远离可能引发潮热的因素、确保良好的睡眠习惯，都会帮助大多数女性缓解更年期症状。虽然激素替代疗法可能有用，但这要求医生必须针对每位女性的情况来考虑个性化治疗的风险与益处。对于不能或不愿使用激素替代疗法的女性，可以选择氟西汀〔即百忧解（Prozac）〕、西酞普兰或文拉法辛。这 3 种都是常见的抗抑郁药物。但在接受药物治疗之前，本书建议女性朋友最好还是先尝试改变家居环境、衣着风格、饮食习惯和运动计划，看看有没有作用。

- 穿着轻薄的天然材质（如纯棉、羊毛和丝绸）衣物，这些材料能让你的皮肤自在呼吸。
- 多穿两层衣服，尤其是上半身。这样的话，一旦你觉得热了，就可以先脱掉外套。

小贴士

　　处于更年期的女性尽量穿着分层且宽松、轻薄的衣物。如果你只穿一件上衣，那么当你感到燥热难耐时，就很难把它脱掉，因为你没法儿只穿着内衣见人。如果你换成短袖内搭加宽松的开衫，就可以轻松地穿脱，调节体温。

　　"我坚决不去那些异常闷热和令人感到幽闭恐惧的地方。另外，我总是随身携带一小包湿巾，以备不时之需，好让自己随时随地保持清爽。"

——53 岁的维安娜（Vianna）

- 尝试运用一些抵御潮热的小妙招，比如吹电风扇、打开空调，或是购买一台迷你手持风扇放在手提包里，再准备几条棉质手帕。

- 尽管一些女性经常在意想不到的情况下大汗淋漓，但规律的锻炼可以有效缓解汗流浃背的感觉。美国宾夕法尼亚州立大学（Penn State University）的一项研究发现，运动有助于预防在体力活动后的 24 小时内出现潮热。这种作用通过以下方式得以实现：降低女性体内促卵泡激素和促黄体生成素的含量（这两种激素都会刺激卵巢产生类固醇），提高女性体内的内啡肽水平（每次发生潮热或盗汗时，人体内的内啡肽都在减少）。

- 研究显示，超重女性减肥后会改善潮热症状。具体来讲，女性体重每减轻 10 千克，潮热症状得以改善的可能性就增加 1/3。如果你体重超标，减肥可能会有所帮助。

小贴士

　　日常化淡妆或减少化妆是更好的选择。如果反复擦拭汗水弄花了你的口红，只会让你更加心烦。

（2）缓解盗汗

- 尽量保持房间凉爽，如果有必要的话，可以使用风扇。
- 在床边的冰桶里放一条毛巾，这样可以快速降温。
- 确保床上用品干燥、舒适，不会让你更加难受。
- 练习渐进式肌肉放松法，即先绷紧每一组肌肉，然后再放松它们，这有助于降低盗汗的频率和严重程度。

> "我发现，把厚重的人造纤维被子换成轻薄的羽绒被后，睡眠效果会大为不同。我还把家里的聚酯纤维或棉质床单换成了100%纯棉床单。幸运的是，我丈夫不怕冷，但如果你的伴侣怕冷，我建议夫妻二人分开盖被子，这比整夜辗转反侧要好得多。"
>
> —— 53岁的尤兰达（Yolanda）

一些专家认为，潮热和盗汗会消耗人体内的维生素B、维生素C、镁和钾，因此补充这些营养素可能对你有益。

在研究盗汗的过程中，我在网上看到过这样一句话："尽量避免或至少适度控制可能导致盗汗的行为，例如摄取咖啡因或酒精、吸烟、吃喝辛辣的食物及热饮或甜食、在炎热的天气出门、洗热水澡、生闷气、蒸桑拿或做水疗。"这个说法确实有可取之处,但也让我哭笑不得:它把"生闷气"放在包括洗热水澡和做水疗在内的列表之中,似乎在暗示女性试图回避强烈的情绪反应就像选择不去蒸桑拿一样简单。根据我的经验,这可不能同日而语!女性可能需要数月甚至数年的治疗,才能稍微劝解自己不去生闷气,更不用说学习避免动怒的方法了!尽管如此,让女性意识到自己的情绪和身体紧密联系,还是大有裨益的。精神压力会加剧潮热——当我站在观众面前讲话或者开车被堵在路上时,我已经记不清潮热降临过多少次。正如第2章所述,围绝经期的孕酮水平下降会让女性对压力和焦虑更加敏感。

这让我不禁怀疑盗汗和潮红会加重焦虑,因为这种情况很像女性焦虑时的身体反应。如果是这样,这就形成了一个恶性循环,潮热会引发焦虑,焦虑又反过来加剧潮热和盗汗。我个人的感觉就是这样的。

显然,如果可以的话,请尽量避免与人发生激烈的口角(还有热烈的讨论),也请尽量避开在交通高峰期出行。但对我来说,建议女性"远离压力"只是说得轻巧而已。我多希望女性可以像关掉床头灯一样,轻易地甩开糟心的事情!让肾上腺素消退并再次平静下来需要一些时间,在这种情况下，我认为将注意力重新专注于呼吸，对女性来说更有帮助。

📎 **小贴士**

> 本书建议女性尝试将呼吸减慢到每分钟 5 次，即每次吸气用 4 秒，呼气用 8 秒。

女性越是焦躁和沮丧，就越会感到潮热和不安。正如对待焦虑一样，抵抗都是徒劳的。莫不如尝试接纳你正在经历的感觉。苏珊·S.韦德在《更年期新篇章：智慧女性之道》一书中写道，更年期是一种蜕变的外在表现，只要女性放松身心，像冲浪一样驾驭它们、尊重它们，就会感觉更好。别忘了提醒自己，焦虑和潮热都不会伤害你，并试着努力与这种经历"做朋友"。

> "我发现每次盗汗醒来时，我都会感到焦虑，这会对快速重新入睡产生不利影响。所以，现在我学着接受整晚跟被子'跳双人舞'——一只脚在被子内，另一只脚伸出来，这就是我目前的状态！"
>
> —— 48 岁的克洛伊（Chloe）

尽管潮热现象非常常见，但没有任何两个女性拥有完全相同的体温调节机制。我出现了潮热症状，但没有盗汗，而且只持续了大约 1 年。尽管潮热给我带来了不便和不舒服，但我并没有觉得这种症状已经严重到需要咨询医生，因为我知道为什么会这样。如果盗汗严重影响了你的睡眠质量（我能理解那种痛苦），本书还是建议你去看看医生，与之探讨最理想的治疗方法。在此之前，读者朋友不妨先阅读第 5 章关于激素替代疗法和第 6 章关于其他替代疗法的内容，这样你就能对各种方案有一个宽泛的了解。就像我之前说的，知识就是力量！

失眠

纷乱的心情让人难以入眠。

——夏洛特·勃朗特（Charlotte Bronte，英国女作家），节选自
《教授》（*The Professor*）

前文已经解释了，雌激素和孕酮的减少会增强肾上腺素对人体的影响，并使女性更加焦虑、易怒，从而引发潮热。还有另一种应激激素也会因为生殖激素水平的下降而对人体产生重大影响，那就是皮质醇。

皮质醇和肾上腺素一样，也是人体在战斗或逃跑反应时，肾上腺释放的一种强大的化学物质。但肾上腺素通常只能维持相对较短的时间（这就是为什么女性时常体验到一阵激烈的潮红或恐慌发作期），而皮质醇则可以帮助人类长期承受压力。肾上腺素作用于心脏，会明显地增加心率、促进肌肉收缩和呼吸；皮质醇则作用于肝脏和胰腺，能够提高血糖水平并使肌肉更加灵活。皮质醇还能暂时抑

制身体其他系统（如消化、生长、生殖和免疫系统等）的运行。简单地说，肾上腺素给了人类从狮子面前逃跑的爆发力，而皮质醇则帮助人类熬过饥渴。

在正常情况下，人体内的皮质醇含量在早上较高，晚上最低。然而，就像肾上腺素一样，当皮质醇水平持续偏高时，可能会对人体产生破坏性影响。毕竟它被称为"应激激素"，如果人体长时间处于压力之下，皮质醇就会干扰人体的睡眠节律，阻碍快速眼动睡眠周期的恢复。

尽管睡眠问题并不像潮热现象那样常见，但它仍然影响着 40%~50% 的更年期女性。即使进入绝经后期，大多数失眠情况都有所改善，但这仍然是困扰许多女性的问题。失眠可能是围绝经期期间最令人头痛的症状之一：除了会加剧其他症状，长期失眠还会带来严重的健康隐患，如肥胖、糖尿病、高血压、心脏病、抑郁、免疫功能受损等。而且，也许令你难以置信，失眠还会增加酗酒的风险。研究显示，失眠患者常常用酒精进行自我麻痹，以达到助眠的效果。

就像情绪低落一样，失眠也可能会因为这一阶段常见的其他生活问题而加重。例如，如果女性因为担心孩子的前途，或者考虑是否该送父母去养老院而辗转反侧，她就很难放松下来。有时候，人们根本搞不清楚自己到底是因为没睡好而感到焦虑不安，还是因为焦虑不安而睡不好。其实，从某种程度上讲，这层关系的真相并不重要，重要的是如何打破这个循环，让女性睡得更好，从而最大限度地保持积极心态。

如果更年期影响了女性的睡眠质量，该怎么应对呢？本书建议从一个相对容易解决的领域着手——养成有利于睡眠的习惯和做法，这些习惯和做法通常被称为"睡眠卫生"。纽约大学行为睡眠医学中心（Behavioural Sleep Medicine at the NYU Center）、纽约市睡眠医学联合会（Sleep Medicine Associates of NYC）负责人乔伊斯·沃尔斯莱本（Joyce Walsleben）表示，睡眠卫生非常重要，因为如果任由不良睡眠卫生持续下去，人类就会"学会"失眠，并重新调整生活方式来适应睡眠不足。随之而来的危险是，即使激素水平稳定下来，不良的睡眠卫生也已经成为习惯，女性可能会在度过围绝经期之后，仍然长时间受到失眠的困扰。

（1）提高睡眠卫生

也许各位读者已经掌握了许多关于提高睡眠卫生的建议，但在此多提醒一句总是有备无患的。

应该做的事：

- 努力保持固定的起床时间。
- 尽量坚持每天运动 30 分钟。这是减轻压力和降低皮质醇水平的绝佳方式。刚开始时的运动可以舒缓一些，同时避免在临近睡觉时进行运动。

- 低糖饮食（包含糖类）有助于控制血糖水平，也被证实可以降低皮质醇水平。简单来说，多吃水果和蔬菜，少吃脂肪类食物。
- 晚上通过淋浴或泡澡来放松身心，养成睡前放松的习惯。
- 保证充足的入睡时间。
- 关注睡眠环境，建立紧密的睡眠结构。卧室要尽可能的昏暗、安静和安全。
- 练习放松技巧，如瑜伽或冥想（参见第 6 章）。在上床休息前，花点时间什么都不做，放空大脑。想象自己抛开那些让你保持清醒的思绪，把它们揉成一团，丢进垃圾桶里。

不要做的事：

- 下午 2 点之后不要摄取含有咖啡因的饮料。碳酸饮料通常含有咖啡因，所以饮用之前要看一下配料表。
- 尽量少睡午觉，因为这可能会打乱你的睡眠周期。
- 晚上 8 点之后不要吃丰盛的晚餐。
- 切勿过度饮酒或吸烟。
- 尽量不要在晚上 9 点以后使用笔记本电脑或手机，也不要把它们放在床头。最好避开屏幕蓝光的照射。如果的确需要把手机带进卧室，确保把它放得远远的，让你夜里伸手够不到才好。

（2）其他助眠小妙招

有些人发现草药疗法（如缬草和薰衣草），对睡眠有益。也有些女性想尝试针灸或指压按摩。另外，如果你是 A 型血，还是完美主义者性格（这说的就是我），是时候看看自己能否学会"得过且过"，而不是总想努力把一切事情都做到完美无缺。毕竟，涉及健康问题，对自己宽容一些是值得的。

如果过了一段时间，你仍然发现围绝经期症状让你夜里难以入睡或者频繁醒来，就应该考虑去看医生。医生可能会建议你使用药物缓解症状。

- 激素替代疗法可以补充人体不再产生的雌激素，并将其提升到围绝经期之前的水平。更多详情参见第 5 章。
- 低剂量避孕药可以帮助稳定雌激素，减轻其波动水平。
- 某些抗抑郁药物有助于提高睡眠质量。

小贴士

我发现，听有声书比任何安眠药都管用。我觉得这可能与童年时父母总是在睡前给我阅读故事的记忆有关。只需听几分钟舒缓的旁白就可以让我快速入睡。

第 **4** 章

"O" 代表差异化症状

前 3 章已经阐释了围绝经期和绝经期最常见的生理和心理问题，本章将要继续介绍其他不太常见的症状。

其他症状同样会带来让人不舒服的感受，而且有时会因为女性并没有意识到它们与更年期有关而显得更加令人烦恼。这些症状同样值得关注，以下是 11 种症状的表现：

- 皮肤瘙痒；
- 四肢麻木；
- 关节疼痛；
- 健忘；
- 心跳加速；
- 眩晕或头晕；
- 乳房疼痛；
- 尿失禁；
- 频繁过敏；
- 脱发；
- 指甲开裂 / 折断。

与更年期常见的症状一样，简单的生活方式改变可以极大地缓解上述症状。本书第 7 章中还提供了更多关于如何随着年龄的增长保持身心健康的内容。大多数人都知道何为健康生活，比如避免过多摄取咖啡因和酒精、均衡饮食、多喝水和定期锻炼等。除此之外，帕特里克医生还建议女性可以考虑服用含有维生素 B、C、D 和 E 的复合维生素。对于那些可能缺乏维生素 D 的女性，如室内工作者和皮肤黑的人，补充维生素 D 也很重要。

医生通常建议人们每晚睡够 7~8 小时，但对某些人来说，这并不容易。前文已经讨论过，失眠是更年期女性面临的常见问题之一。同样，女性也做不到总能挤出时间去锻炼身体，或者吃得 100% 健康。尤其是在既要工作又要照顾家庭的情况下，改变生活方式就更加困难。因此，详细检查这些具体症状是有好处的。这样一来，女性就能明白是什么导致了这些症状，并在日常生活中尽可能妥善地处理这些问题。

"我对潮热很熟悉，因为它是更年期常见的症状之一。身边经常有女性朋友谈论潮热，所以对此我并不感到困惑。让我迷茫的是其他症状，如疲劳乏力、浑身疼痛，还有情绪波动，这些问题都困扰着我。"

—— 53 岁的詹米（Jami）

皮肤瘙痒

"在过去的两年里，我感觉到身体逐渐变得迟钝，还出现了几种别的症状，如皮肤瘙痒。之前，我并没有把这些症状与更年期联系起来。直到加入了Facebook上的互助小组后，我才意识到，它们也是更年期带来的生理反应。"

—— 49 岁的科琳（Colleen）

人们普遍认为，皮肤瘙痒是由雌激素水平下降引起的。当人体内的激素比例发生变化时，会导致两种结果：

- 减缓身体产生胶原蛋白和油脂的速度（胶原蛋白和油脂可以使皮肤光滑）。
- 降低皮肤保持水分的能力。

虽然皮肤瘙痒没有致命的威胁，但可能会让人抓狂。我自己在围绝经期的后期也遭受过这种痛苦，那感觉就像有无数只蚂蚁在我的皮肤上爬来爬去。这种瘙痒感让我很难集中精力去做其他事情！

缓解皮肤问题

- 使用无添加剂的温和香皂和沐浴产品。
- 避免泡热水澡或热水淋浴，这会加剧皮肤干燥。
- 富含 ω-3 脂肪酸的饮食有助于保持皮肤健康（ω-3 多存在于三文鱼和沙丁鱼等鱼类、毛豆、核桃以及多种植物油中）。
- 定期给皮肤补水。我推荐女性朋友使用无香型的皮肤保湿乳。请注意，这些乳霜都是易燃的，如果附着在床品或衣物上可能会引发危险。

四肢麻木

你有没有注意到自己的手脚越来越频繁地出现针刺的感觉？你有没有感觉到四肢麻木、刺痛、瘙痒和疼痛？

对于持续的四肢刺痛感，尽快进行医疗评估十分必要，因为这可能是糖尿病等其他潜在健康状况的外在表现。你也许不知道，四肢发麻（也被称为"皮肤感觉异常"）也是更年期的症状之一。波动的激素对中枢神经系统产生了复杂的影响，这可以波及你的手脚。雌激素的缺乏可导致皮肤变薄、弹性变差，从而引发四肢乃至全身的刺痛。

缓解四肢麻木

在大多数情况下，四肢麻木仅仅是一种轻微的疼痛、麻木和灼烧感。然而，有时它也可能导致女性的手指在短期内无法抓握或进行精细动作，还有一些女性甚至会由于脚趾麻木而在行走时失去平衡。如果这让你非常难受，定期进行锻炼可以帮助缓解刺痛症状。因此，女性朋友可以通过每天都进行有氧运动，如游泳、慢跑和散步等，再配合瑜伽、呼吸练习和冥想这样的放松活动，来减轻不适感。

　　女性偶尔会出现因焦虑而导致的四肢麻木，也可能伴随其他更年期症状，如关节疼痛。在这些情况下，治疗某一个症状可能会同时减轻另一个症状。如果你有任何担忧，请咨询医生。

关节疼痛

去年夏天，我发现自己在上下楼梯时膝盖非常僵硬。我不禁自问，难道我注定要这样步履蹒跚地过完余生吗？天啊，真不敢想象 10 年后我会变成什么样子！

不过，随着年龄的增长，感觉身体愈发不灵活并不总是患上严重关节问题的征兆。萨里郡切特西圣彼得医院（St Peter's Hospital）的风湿病专家顾问罗德·休斯医生（Dr Rod Hughes）解释道："围绝经期女性也会普遍出现髋关节疼痛，尤其是髋关节外侧疼痛。事实上，这些疼痛与髋关节无关，她们的髋关节仍然可以自由活动，而是由肌肉之间的软组织相互摩擦导致的结果。"他还表示，这种关节周围软组织的僵硬和炎症是由雌激素水平的下降引起的。一旦女性度过了更年期，身体就会重新灵活起来。

缓解关节疼痛

- 多做伸展运动，如瑜伽、普拉提和游泳，对于缓解关节疼痛特别有益。

- 力量训练也可以帮助人体增加更多肌肉。

- 仔细审视你的饮食习惯，尝试换一种"抗炎食谱"也许有所帮助。这听起来似乎很复杂，但实际上其中大部分内容都是常识：力求饮食多样化，尽可能多吃新鲜食物，减少对"预制菜"和快餐的消费，确保每餐摄取食物量的约 2/3 都是蔬菜，剩下那 1/3 可以尝试各种食物，从油脂丰富的鱼类到清淡的豆类——任何你喜欢的食物都可以，尽量让每一餐都包含糖类、脂肪和蛋白质，拒绝薯片或其他零食，用水果来代替。

- 如果这听起来可行，你还能更进一步，看看自己是否也能实现以下目标：每天摄取的能量应该有 40%~50% 来自糖类，30% 来自脂肪，其余 20%~30% 来自蛋白质；减少摄取含有糖类的食物，尤其是面包和大多数零食（包括薯片）；增加全谷物的摄取，如糙米和麦片（它们保留了完整的谷粒），请注意，如果你患有乳糜泻[①]，就不要吃这类食物；多吃豆类、笋瓜和甘薯；意大利面不要煮得过于软烂，保持"嚼劲"，并适量食用。

---

① 乳糜泻即因麸质过敏引起的消化不良。

健忘

在更年期期间，另一个可能引发女性恐慌的影响便是健忘。女性非常容易相信这样的"事实"，认为自己正滑向痴呆的深渊，并开始担心自己将再也记不起别人的名字。然而，殊不知这一切很有可能只是因为体内的激素在扰乱你的大脑。

研究表明，大脑认知功能的变化，包括女性记忆事物的方式，也可能是更年期的症状之一。雌激素在女性大脑中扮演着重要的角色：它能提高血清素等神经递质的水平，促进神经元生长和突触的形成，还具有抗氧化作用，对信使系统有调节效应。随着雌激素水平的下降，女性可能会出现记忆力减退，但这并不意味着女性的记忆能力必然会持续恶化下去。

应对记忆力减退

如何对抗健忘？这里有一些照顾自己的方法：

- 定期锻炼，这能够提高心率，并促进氧合血液循环。运动还会促进人体释放内啡肽，改善睡眠，对大脑十分有益。

- 每天保证 2 升的饮水量——水分能够滋润身体和大脑，对两者的良好运行至关重要。

- 积极参与智力游戏，如数独和纵横字谜，保持大脑活跃度。

- 学习一项新技能可以刺激大脑建立新的联系。

- 社交也很重要，不要切断你与朋友和家人的联系。

- 某些食物（如富含油脂的鱼类、大豆产品、水果和蔬菜）已被证实可以改善大脑功能，因此多吃这些食物有助于改善记忆力减退的症状。

- 已有研究证明，充足的睡眠可以提高大脑功能，并帮助集中注意力。如果你在醒着的时候总感到疲倦，那么大脑的记忆能力就会下降。

- 如果你只要想不起来有用的信息时就陷入恐慌，这只会使情况变得更糟。所以，重要的是要想方设法地让大脑放松下来，后面的章节会更加深入地探讨相关方法。

心悸和眩晕

　　出现心跳加速、心悸或心律不齐的情况时，即使只是几秒钟，也会让人感到恐惧。然而，心悸通常不是心脏问题的症状，它们经常与压力有关，这就是为什么焦虑水平高的人更容易出现心悸。本书已经解释了女性在更年期期间焦虑感增加的原因，心悸的情况也是如此。它还可能与饮酒或吸烟有关，同时伴有眩晕。在更年期，心悸和眩晕都可能会因为雌激素的减少而加剧。尽管如此，如果你经历过其中任何一种情况，特别是当心悸伴随着胸闷时，就有必要请医生为你安排相关检查。

应对心悸和眩晕

　　我希望各位读者都不需要本书的提醒就明白，吸烟有害健康。但很多女性朋友可能不知道的是，吸烟者通常会比不吸烟者更早地进入更年期，而且症状更加严重。

　　酒精和咖啡因也是如此，两者结合在一起会产生累积效应。如果再加上压力和体重超标的影响，女性就更容易出现心悸和眩晕的症状。这会使女性的更年期旅程变得格外艰难，这也是为什么本书提到的一些生活方式的改变，值得你付出一切努力去践行，因为这些调整会带来明显的改善。

一侧或双侧乳房疼痛

　　乳房疼痛、压痛或触痛，无论是一侧还是双侧，通常是激素水平变化的结果。乳房疼痛经常发生在月经来潮前或伴随月经期，也可能在怀孕、产后和更年期出现。引起乳房疼痛的特定激素失调对每个人来说都是独特的，所以每位女性都可能在不同时间出现不同程度的痛感。

　　乳房疼痛的其他诱因包括咖啡因、不良饮食习惯和乳房过大。尽管更年期期间的种种不适很少是罹患癌症的征兆，但与医生多沟通从来都不是一个坏主意。定期检查乳房也很重要。

针对乳房疼痛的自我护理

- 每天散步半小时。
- 在锻炼时甚至睡觉时，也要穿戴支撑性良好的内衣。
- 用毛巾裹住冰块进行冰敷来缓解疼痛。
- 尝试冥想和呼吸技巧——瑜伽课是进行这方面锻炼

的极佳选择。在 YouTube 网站上可以找到许多传授冥想和呼吸技巧的导师，他们有很多方法供你借鉴。

- 增加膳食纤维的摄取（豆类、覆盆子和鳄梨都能提供优质的膳食纤维）。
- 多吃含有天然利尿剂的食物，如茴香、芹菜和黄瓜等。
- 减少盐的摄取量，每天不超过 4 克盐。

尿失禁

尿失禁并不是更年期不可避免的症状。尽管一些专家认为这与雌激素水平的降低有关，因为缺少雌激素会导致盆底肌（这些肌肉有利于控制尿液排出）失去力量，但研究显示其他原因更有可能导致尿失禁。所有这些因素都作用于尿道，即从膀胱将尿液排出体外的管道，再加上盆底肌松弛（这种情况在中年女性身上十分常见），就可能会导致漏尿。

控制尿失禁

- 通过锻炼来增强盆底肌的力量，可以带来很大的改善。锻炼的关键是要反复收紧和放松这些肌肉，各位读者可以在网上找到并学习这些锻炼方法。
- 含咖啡因或酒精的饮料会加速膀胱充盈（因为它们具有利尿作用），所以要尽量减少摄取。
- 通过每天只在预设的特定时间排尿，来逐渐锻炼膀胱肌肉，以容纳更多的尿液。
- 控制体重可以减轻身体对膀胱和盆底肌的压力。

频繁过敏

你一定遇到过因花粉过敏而引发的过敏性鼻炎和哮喘，以及对家屋灰尘、蜜蜂叮咬、坚果和某些药物的过敏。简单来说，过敏是免疫系统对外来物质过度反应的结果。为了保护身体，过敏的人会产生免疫球蛋白 E 抗体。所有人都会产生这种抗体，但在过敏者身上产生的抗体数量明显异常。

虽然有些人从小就患有过敏症，但当身体处于压力状态时，过敏往往会加重。青春期、月经、怀孕和更年期的显著激素变化也会加剧过敏反应。有时候，更年期女性的过敏症状会恶化，甚至会出现新的过敏症，一些女性还发现与哮喘相关的呼吸道症状更为显著。

治疗方法

非处方药和处方药都可以缓解过敏症状，但其副作用可能是让你昏昏欲睡。所以，了解引起自己过敏的因素并采取预防措施，才是明智的做法。值得一提的是，国家花粉和空气生物学研究机构（National Pollen and Aerobiology Research Unit）对 2000 多人进行的一项调查发现，压力和运动对花粉热等过敏症具有重大影响。在压力水平降低时，症状就会减轻；同样，在运动量加大时，症状也会减轻。如果你的过敏症状在更年期期间变得更严重了，可以考虑参加太极、瑜伽和冥想等活动，来帮助自己放松身心。

"对我来说，关节和结缔组织疼痛是更年期最痛苦和最意想不到的折磨。但最让我奇怪的还是过敏症状的发作和加剧——花粉热是一回事，但对樱桃过敏是怎么回事呢？"

—— 52 岁的芭芭拉（Barbara）

脱发和脆弱的指甲

大多数人以为脱发是只有男性才会面临的问题。如果你在梳头时发现掉了大把头发，可能会感到非常震惊。然而，女性在更年期期间的激素变化也可能引起脱发。在更年期期间，女性脱发的位置往往更为分散，一般均匀地分布在整个头皮上，最终结果是整体头发变薄而非彻底秃顶。尽管如此，脱发还是会导致女性的自尊心受损。如果你对此感到非常烦恼，可以和医生交流这个问题，激素替代疗法也许会有所帮助。如果头上出现了秃斑，则更有可能是真正的脱发问题，与更年期无关。如果你出现这种情况的话，建议咨询医生。

尽管围绝经期和绝经期的许多症状都对女性的生活产生了严重破坏，但脆弱的指甲通常不会让人感到太过烦忧。不过，指甲问题也有可能打击女性的自尊，使她们对自己的外貌感到不自信，从而对人际关系产生更为广泛的影响。

人类的指甲是由角蛋白构成的，而角蛋白由指甲床基部的细胞形成。当人体处于健康状态、激素水平正常时，这些细胞功能良好，角蛋白坚固耐用。一旦女性进入更年期，随之而来的激素紊乱可能导致指甲变得脆弱不堪，发生撕裂、分层或剥落。这一切都是因为角蛋白层变脆，其结果主要是影响美观。但在某些情况下，贫血、血液循环不良或甲状腺功能减退也可能导致指甲变脆。如果你感觉不适，怀疑可能伴有其他疾病因素的话，最好及时就医。

针对脱发和脆弱指甲的治疗方法

在大多数情况下，指甲变脆和头发稀疏只是由更年期激素变化引起的。良好、均衡的营养（包括蛋白质、钙、铁、维生素 C、脂肪和叶酸）对于头发和指甲的健康至关重要。同样，定期锻炼可以刺激血液循环并改善人体的基础健康状况。除此之外，冥想练习或其他有助于身心放松的运动形式，如瑜伽或普拉提，都可以帮助女性减轻压力。

10

其他不常见的更年期症状

如果你正在经历某些本书尚未列出的症状，那也并不意味着它们与更年期无关。受到篇幅限制，本书没有足够的空间将所有症状一一涵盖。如果你发现自己的身体有所变化，而且很想知道这些症状是否与激素变化有关，可以在网上寻求帮助。

"我不得不承认，我确实感觉太累了。我的针灸师说：'疲劳乏力是更年期期间最容易被女性忽视的症状。你必须重视起来，并且好好照顾自己，你得多休息。'这出乎我的意料。我还记得在我十几岁的时候，母亲正值更年期。她经常一到下午就躺下休息，但我从没想过我也会这样。"

—— 54 岁的霍莉（Holly）

11

与医生沟通

当女性得知某种莫名其妙的症状其实是与更年期波动的激素水平有关时，她们大多会感到宽慰，因为这意味着自己并不是得了什么可怕的疾病。除了接受治疗能让女性缓解症状，了解实情、不再胡思乱想也能让人轻松愉悦。当女性明白当前的经历只是人体自然老化的一段过程，她们将更有勇气面对更年期。

当我得知别人偶尔也会在这个阶段备尝焦虑时，我感同身受。同样，我也从感到困惑和害怕转变为放心和安慰，因为我知道自己并不孤单。然而，正如本书第 2 章中提到的，我发现医学专家却难以用同样的方式与女性共情。十分遗憾，许多女性都遇到过类似的难题。

> "我住在康沃尔郡，在那里想要寻求专业的帮助非常麻烦。我发现很难在那儿找到更年期方面的专家，而且全科医生人手不足，他们往往没有时间和能力来帮助像我这样的更年期女性。"
>
> —— 48 岁的桑迪（Sandi）

51 岁的朱迪丝（Judith）也遇到了困难。"两年前，我的脖子开始刺痛，疼痛逐渐蔓延到双肩和四肢。我的后背和双腿经常抽筋，剧痛折磨了我两年之久。真不敢相信，49 岁的我还那么健康、灵活，可一到 50 岁却变得几乎无法动弹。我总觉得不舒服，不管怎样都得不到缓解。我去看了医生，医生给我开了强效止痛药，但即使是服药也根本无法减轻我的痛苦。医生又让我做了脑部扫描，仍是一无所获。脊椎推拿治疗师尽其所能帮我做理疗，可一切都徒劳无功。最终，我在网络论坛上得知，神经疼痛和关节疼痛有时与更年期有关。"

朱迪丝先是在论坛上看到了一位女性倾诉和她类似的症状，然后又一连串地发现好几位女性朋友都有相同的经历。于是，她了解到（正如本章前面提到的）对于少数女性来说，雌激素的波动可能会影响到关节周围的软组织，主要表现为异常剧烈的疼痛和更年期关节炎。正如本章中涉及的其他状况一样，关节疼痛也并不是围绝经期的"典型"症状。

"我直接回到医生那里,告诉他我认为我的关节疼痛与我正处于更年期有关,"朱迪丝说,"他表示,之前没有听说过这种情况,但他同意我试用一个月的激素替代疗法。说实话,用上激素替代疗法之后,和之前的服药效果相比,简直天差地别。只用了一个月,我就感觉好多了。3个月后,我又恢复到了以前的状态。"

虽然我和帕特里克医生并不推荐女性尝试在线自我诊断,因为这样做可能会适得其反,让女性对一些自身并不存在的疾病"杞人忧天",但朱迪丝的故事确实反映出一些重要的问题:

- 每个人的更年期经历都是独一无二的。
- 虽然潮热和月经紊乱最为常见,但很多女性也可能会体验到相对少见的其他更年期问题。
- 有时,女性需要自己争取有效的诊断。
- 无论其他人怎么说,包括我和帕特里克医生,你是自己身体的主人,只有你自己清楚那是什么感觉。

话虽如此,女性也应该提醒自己,毕竟医生也是普通人。你的医生无法(事实上也不可能)掌握每个人的病症。他们必须处理各种疾病和状况,为患者提供关于诊断的各种可能性。每一天,他们都得照看许多婴儿,阿尔茨海默病、癌症晚期和普通感冒患者。和其他人一样,全科医生也有各自的专长和短板。尽管患者通常没有意识到这一点,但有些医生的确在某些特定领域比其他医生更为擅长。

"10 年来，我的医生一直告诉我，因为我患有偏瘫性偏头痛，所以不能采用激素替代疗法。在新冠疫情期间，我填写过一张电子咨询表，重要的是我在表格里写下了我所有的症状。天哪，真是太棒了！一位专门研究更年期问题的女性全科医生（谁知道我就诊的医院里会有这么一位天使？！）给我回了电话，并在当天就为我开了激素替代疗法的药物！我之前从未和她沟通过，很明显，她正是为我量身打造的医生。这次的治疗效果比前几次面诊要管用得多。"

——52 岁的克拉拉（Clara）

"如果一个人受苦，我们都会受苦。
团结就是力量，鼓起勇气。"

——让－贝特朗·阿里斯蒂德
（Jean-Bertrand Aristide，海地前总统）

如何与医生沟通，取得最佳效果？

相关问答

莎拉：针对如何从医生那里得到最有效的帮助，有哪些建议？ 这些年我换过很多不同的医生，他们有的很出色，也有的很平庸。当我严重焦虑的时候，我的家庭医生就表现得十分专业。去年，我看过另一位医生（当时我的医生不在），而他就是听不进去我说的话。我离开医院时感觉比来之前还要糟糕。现在，越来越多的问诊都可以通过电话进行。怎样才能引导医生为女性提供切实的帮助？

帕特里克医生：为了填补名医和庸医之间的鸿沟，提前厘清思路才能事半功倍。一般来讲，面诊时医生只有 10 分钟的时间来聆听你陈述问题，必要时给你做些检查，再制定一个双方都能接纳的治疗方案，最后开具处方。此外，正如前文所说，毕竟医生也是普通人，他们会受到在这 10 分钟内听到的内容的影响，请你一定要牢记这一点。我建议患者做好以下铺垫，来提高问诊取得实效的概率。

· **预约合适的医生。** 你想看男医生还是女医生？如果在线预约，通常可以在预约时就做好选择。因为之前的经历，你有想要特意避开的某位医生吗？在这种情况下，最好先打电话到诊所咨询是否有对女性健康较为专业的医生可以出诊。打电话的时间节点很有讲究（比如，尽量避开周一早上，因为你很可能会被忙碌的接待员草草打发了事），接通后仔细征求接待员的建议。通常来说，更年期问题不会引发紧急情况，而且症状大多已经出现有一段时间了。这可能意味着，你不得不等待更长的时间，才能约到你想看的医生（尤其是在医疗服务资源一直很紧张的情况下，等待时间可能更长）。但比起与一个迫不及待想挂断电话的人沟通，和一位富有同情心的医生交谈要舒适得多。

· **列一个清单**。看医生是为了解决更年期症状和其他担忧，先将它们全部写下来，一定要突出主题。如果患者绕开更年期症状，扯进其他杂七杂八的问题，医生只会感觉十分困惑——毕竟他们只有 10 分钟的时间去尝试帮助患者解决高度复杂的问题，而患者也得不到应有的关注。我是不是已经强调过好多次医生只有 10 分钟了？如果你还有其他问题要咨询，请重新预约时间。

· **告诉医生你对自身症状的推测**。这有助于医生明确你对自身症状的担忧。如果你的担心确实没有必要，医生的解释会让你放下心来。不过，如果你认为自己可能患有更严重的疾病（如家族病史），也一定要告诉医生。这些重要线索有助于医生为你构建疾病图谱。

· **接受医生的问询**。即使这些问题听起来与眼前的症状并不相关，也不要质疑医生的动机。他们正在筛选信息，以确保没有其他不良状况发生。如果患者的家族中有癌症或血栓病史，那么医生就需要了解这一点，因为这会影响激素替代疗法的处方。医生还需要了解患者的吸烟和饮酒情况——请不要不高兴，这不是在评判或打听你的隐私，他们的确需要这些信息来帮助患者找到最安全的治疗方向。

- **询问医生有哪些可供选择的治疗方案**。比如，是否需要定期观察，还是需要做血液检查，或是需要服用药物，以及是否需要专家会诊？你对于选择哪种治疗方案有没有倾向性？告诉医生你的期望。如果医生不了解患者的意愿，他们就可能推荐其他的处理方式。

- **如有需要，请预约后续问诊**，以便查看病情变化情况。病程发展需要时间，因此至少等待两周再进行检查。

　　如果你感觉自己和医生的沟通并不顺畅，请不要生气。也许是因为医生在你前面的问诊中，遇到了一些非常令人烦恼的事情，以致他们无法马上集中精神和你交流。也可能是医生太过辛苦或年纪太大，应该休整一下了！众所周知，医疗行业一向承受着巨大的压力。本书建议你尝试预约另一位医生，直到找到适合你的人。不过请注意，所谓适合你的人不见得是那位能拿出大把时间为你看病的医生，也许他们只是对治疗方案犹豫不决。记住，好的医生是能真正给予你帮助的人。虽然他们不能完全解决你的生活问题，但大多数医生确实致力倾听你的担忧，并尽其所能提供专业指导。

不要单纯地以为你的所有症状都是拜更年期所赐，情况往往并非如此。书中提到的许多症状也是其他病症的表现，比如刺痛感可能是糖尿病的症状，而眩晕可能是由低血压引起的。也许医生会先排除这些可能性，所以请患者保持一种开放的心态，对自己和医生友善一些。根据我的经验，日常交往中的哪怕一点点同理心也会对人际关系大有裨益。

如果在经历了这一切后，你仍然觉得医生无法提供准确的诊断，那你就有权要求换个医生或是再听听别人的意见。或者，你可以转到专科门诊试试。正如前文提到的，各位读者可以在网上搜索一位获得英国更年期学会认证的、离你最近的专家的联系方式。

"我认为，指望全科医生精准地确定女性需要的激素替代疗法，对他们是不公平的，毕竟他们不是专家，而且每次问诊时间只有 10 分钟。如果你像我一样，病情复杂（不过，归根结底，谁的病例不复杂呢？）我建议你转诊去看专业的妇科医生或内分泌科医生。就我个人而言，我希望全科医生能够提供更多的转诊建议。"

—— 58 岁的塞莱娜（Selena）

帕特里克医生表示，"令人欣慰的是，大多数更年期症状在女性身体适应了新的激素水平之后都会有所改善。潮热会有所缓解，皮肤瘙痒会减轻，关节灵活性会恢复，记忆力也会再次提高。但我想说的是，哪怕是医生也不可能准确地告诉女性朋友这些症状会持续多久，因为每个女性的状态都千差万别。如果你觉得这些问题令你痛苦不堪，可以考虑使用激素替代疗法来补充卵巢不再产生的雌激素。激素替代疗法并不适用于每个人，因为它也有缺点。但对于一些女性来说，它具有变革性的作用，能使她们再次充分享受生活，而不是渴望更年期尽快结束。"帕特里克医生这段叙述为本书的下一章做出了十分贴切的过渡，请各位读者继续阅读关于激素替代疗法的内容。

第 **5** 章

"P"代表处方——激素替代疗法的利弊

在传统医学领域中，针对更年期的治疗方法往往集中在激素替代疗法上，因为这种疗法可以帮助患者缓解许多与雌激素水平下降相关的症状。那么，它有什么潜在的缺点吗？

> "接受激素替代疗法就像给我身体正在经历的变化按下了'暂停'键。我本来已经觉得自己的年龄被'快进'了，马上就要变成一个摇摇欲坠的老太婆。但突然间，激素替代疗法好像让我生命的时钟停了下来，甚至把它倒回了几年，让我回到了49岁的时候。"
>
> ——51岁的简（Jan）

　　书中已经介绍过，在女性的末次月经来临以及更年期期间，不断下降的生殖激素可能对女性的身心健康产生重大影响。不过，目前医学界还很难判断激素替代疗法能否成为未来的主要治疗方向（特别是在有多种不同类型的激素替代疗法可供选择的情况下），而且很多女性可能都听说过该治疗方法也有一定的风险。本书无法承诺可以阐释关于激素替代疗法的每一个问题，不过会试着帮助读者解开一些困惑。

什么是激素替代疗法？

本书已经讨论过波动的雌激素如何在每一位女性身上引发不同的反应。一些女性朋友经历了潮热，另一些人饱受关节痛和针刺感的折磨，还有一些人的情绪出现巨大的波动等。根据网上提供的数据，大约 80% 的女性在一定程度上受到了激素水平下降的影响。因此，采用激素替代疗法为女性补充雌激素，并抵消雌激素落差带来的后果，具有一定的实践价值。

尽管如此，激素替代疗法不应被视为具有特定风险和副作用的一种干预措施。对于不同女性来说，围绝经期和绝经期的持续时间、严重程度和身心影响都存在巨大差异，而且就个体而言，每个月的影响和表现也有所不同。正如更年期症状没有"一刀切"的症状一样，激素替代疗法的效果也没有"放之四海而皆准"的标准。女性可以采取不同的形式来补充雌激素，比如每天服用片剂、每周两次或每周一次使用贴剂，或者每天涂抹凝胶等。

　　此外，除非患者已经进行过子宫切除手术，否则不能单独服用雌激素，因为它可能导致子宫内膜增厚，增加女性罹患子宫内膜癌的风险。对于仍然保留着子宫的女性，现在大多数医生都会推荐在服用雌激素的同时服用孕激素类药物（即人工合成的孕酮），因为孕激素可以保护子宫内膜。孕激素可以通过药片或贴剂形式进入女性体内，也可以与雌激素混合制成某些制剂。另一种摄取孕激素的方式是通过曼月乐宫内节育环，将孕激素直接释放到子宫腔内。

2

激素替代疗法有哪些益处？

对于那些经历早更或提前绝经的女性来说，激素替代疗法的好处可能是巨大的。大多数面临这种情况的女性都被建议采用激素替代疗法直到 50 岁出头（即平均绝经年龄），这可以帮助她们找回身心健康的感觉。

无论经历更年期时的年龄如何，雌激素的减少都可能对女性的生活质量产生重大影响。因此，"控制更年期症状"是迄今为止采取激素替代疗法的最常见原因，这丝毫不足为奇。

"我在 40 多岁时做了腹腔镜切除子宫肌瘤的手术。术后两周我开始严重潮热，到了晚上更是难以忍受，几乎整夜失眠。我去看了医生，他给我开了激素替代疗法的药物。吃了两天药，我就感觉好多了。我现在仍在服药，虽然体重增加了大约 3.2 千克，但我对激素替代疗法的效果还是满意的。同时，我的性欲也没有因此而减退。我母亲也有过同样的症状，她服用激素替代疗法的药物足足 20 年——她说这帮助她保持了骨骼的强健并且减轻了潮热的症状。我想我会追随她的脚步，尽管我不打算像她那样长期使用激素替代疗法。"

——49 岁的凯西（Cassie）

如果你正遭受潮热、盗汗或失眠和情绪波动的侵扰，或是出现了第 4 章中罗列的许多不太常见的其他症状，那么激素替代疗法很可能会起到一些缓解作用。已有研究表明，激素替代疗法可以缓解多达 80％的更年期症状。这对女性的家庭生活、人际关系和工作效率都会产生积极的影响。

此外，研究结果显示，如果女性在绝经后的几年内开始使用激素替代疗法，还可以降低患上与衰老相关的各种疾病的风险。

"我有长期的焦虑和抑郁病史。在使用抗抑郁药物的 20 年间，我的病情一直很稳定。直到 52 岁时，我去看医生，向他倾诉我的焦虑症状突然复发，而且还有加剧的趋势。那段时间，我大约每四个月来一次月经，而且即将迎来人生中的最后一次月经，只不过当时我并不知道这一点。我问医生这些症状是否与更年期有关，但他告诉我这其中并没有关联，而且我的年纪不适合采用激素替代疗法，因为这项治疗只适用于那些面临骨骼问题的年轻女性。后来，我花了两年时间与可怕的焦虑和抑郁做斗争，可是抗抑郁药物发挥的作用十分有限。在此期间，我甚至因为请假太多而无法工作，最终因为健康问题被解雇了。

当新闻报道 NICE 发布了更年期照护指南之后，我就约诊了一位私人医生。他立刻给我开了激素替代疗法贴片，并告诉我，之前的医生并没有帮助到我，拖拉病情对我来说是一种很大的伤害。遗憾的是，贴片不太适合我，因为它们并不能服帖地粘在我的皮肤上。后来，我又回到医院，看了另一位医生，他马上给我开了激素替代疗法的药片。服药大约 10 天，我就感觉到了明显的改善。自那以后，我就没有再感到过焦虑了，也没有再出现潮热的情况。总体而言，我

> 觉得自己快乐多了。药物的唯一副作用就是我的体重略有增加，还感觉胸部沉重。不过，这两点我都可以接受。"
>
> ——53 岁的黛安娜（Diane）

黛安娜的做法是正确的，对于那些没有乳腺癌风险的女性来说，2015 年 NICE 发布的指南确实推荐将激素替代疗法作为更年期情绪问题的治疗选择。具体来说，该指南建议医生考虑使用激素替代疗法，来缓解女性由更年期引起的情绪低落现象，与此同时还可以结合第 6 章即将介绍的认知行为疗法。

读到这里，也许很多女性都要兴高采烈地宣布："哇喔！我要去找医生开处方了！"既然激素替代疗法拥有这么多显著的好处，谁又能苛责你、不让你使用呢？但别急着行动——激素替代疗法只是众多选择中的一种，本书还将向读者介绍更多的治疗方案。所以，在最终决定选择激素替代疗法之前，你还是有必要进一步了解更多的知识。

激素替代疗法有哪些缺点？

请跟随笔者把记忆拉回到 20 世纪 90 年代。我不知道那时候的你正在做什么，但我正忙着在夜店的舞池里跳舞、跟不是很满意的男人约会，还在广告公司辛苦地工作，根本没有太多时间去考虑将来会怎么样。哎呀，不好意思，我跑题了！数十年后，也就是 2002 年，激素替代疗法在西方国家被广泛应用。紧接着，两篇报告的面世让人们对它的使用效果产生了质疑。

第一篇报告来自妇女健康倡议（Women's Health Initiative，大型政府研究项目）2002 年发表的研究结论。与之前的研究相比，妇女健康倡议的研究规模无疑是巨大的。它选取了 16 万名绝经女性，并跟踪了激素替代疗法在 8.5 年的时间里对她们的影响。报告中反映的主要问题是，该研究未能证实激素替代疗法有助于降低女性心脏病发作和中风的风险，这个结论与人们之前的认知互相矛盾。此外，它还暗示激素替代疗法与乳腺癌风险的增加之间存在联系。

到了 2003 年，百万妇女研究（Million Women Study）推出了另一项报告。这项关于女性健康的国家级研究是英国癌症研究院（Cancer Research UK）和英国国家医疗服务（National Health Service）体系之间的合作项目，样本覆盖了超过 100 万名年龄在 50 岁及 50 岁以上的英国妇女。该研究似乎证实了激素替代疗法会增加女性身患乳腺癌的风险，并且还暗示其与子宫内膜癌和卵巢癌也有关联。

在这两份研究结果发布之后，人们对激素替代疗法的态度急转直下，充满了担忧。医生开具的相关处方量几乎在一夜之间减少了一半。总体而言，选用激素替代疗法的女性数量减少了 66%。自 21 世纪初以来，这两项研究成果的某些论断受到了外界的质疑。各位读者可以在网上阅读英国皇家妇产科医师学院（Royal College of Obstetricians and Gynaecologists）和英国更年期学会对 2002 年"妇女健康倡议"临床试验的评论。不过，之前某些研究结果几乎没有在媒体上得到宣传。例如，在 2015 年，当一份有关卵巢癌的报告发布之时，素来以谨慎著称的英国广播公司（British Broadcasting Corporation，BBC）却发布了一篇标题为"激素替代疗法增加女性罹患卵巢癌风险"的报道。虽然牛津大学在《柳叶刀》（*The Lancet*）杂志上发表的研究确实表明，采用激素替代疗法的女性患上卵巢癌的风险会有所上升，但它所揭示的情况并不像 BBS 的文章标题那么耸人听闻。在每 1000 名接受激素替代疗法达到 5 年的女性群体中，增加了 1 例卵巢癌病例。也就是说，卵巢癌的预期发病率从 20/1000 增加到 21/1000。伦敦癌症研究所（Institute of Cancer Research in London）的蒙特塞拉特·加西亚 – 克洛萨斯（Montserrat Garcia-Closas）教授表示，最新数据显示，尽管这种相对罕见的癌症的发病率略有上升，但她认为，对于处于一般风险水平的女性来说，乳腺癌仍然是比卵巢癌更重要的考虑因素。

权衡利弊

　　笔者创作本书的意义就是为女性提供指导，因此与其让读者在大量被证明过和被反驳过的信息当中大海捞针，还不如先做一个概述。根据英国癌症研究院的数据，从广义上讲，激素替代疗法的确可能会增加女性患上乳腺癌、卵巢癌和子宫内膜癌的风险。但这种风险的增加幅度很小，而且对很多女性来说，接受激素替代疗法的好处明显超过了风险。

- 大多数类型的激素替代疗法都会增加女性患乳腺癌的风险，那些同时使用雌激素和孕激素作为联合激素替代疗法的患者面临的风险更高。阴道雌激素的使用与乳腺癌风险的增加无关，而使用替勃龙[①]则有风险。接受激素替代疗法一年或更短时间只

———————

① 替勃龙（Tibolone），临床上主要用于自然或外科手术引起的绝经。

会略微增加患乳腺癌的风险，但接受激素替代疗法的时间越长，其风险越大，风险的持续时间也越长。

- 卵巢癌的病理类别较多，最常见的为卵巢上皮性癌。激素替代疗法是否增加卵巢上皮性癌的风险并无一致结论。目前认为，卵巢癌生存者使用激素替代疗法不会增加卵巢上皮性癌的复发风险，但低级别浆液性和子宫内膜样卵巢癌不推荐激素替代疗法。因此，医生需经过专业的评估后，才能决定是否给予激素替代治疗，并且制定合适的治疗方案。

- 罹患子宫内膜癌的风险取决于激素替代疗法的类型。单独使用雌激素的激素替代疗法会增加女性患子宫癌的风险，而且接受这种类型的激素替代疗法的时间越长，患病风险就越大。这就是为什么医生通常只会为那些已经摘除子宫（即接受过子宫切除术）的女性提供单独使用雌激素的激素替代疗法处方，因为她们本来就没有罹患子宫内膜癌的风险。

激素替代疗法带来的乳腺癌风险也因人而异，患者的年龄、开始接受激素替代疗法的年龄、正在服用的其他药物和基础健康状况等因素都会对乳腺健康产生影响。每天摄取 20 毫升及以上的酒精，或者体重超标（即体重指数超过 30）的女性，患乳腺癌的概率比 50 岁后接受激素替代疗法且长达 5 年的女性更大。同样，对于那些在绝经之前或刚刚绝经就开始接受激素替代疗法的女性来说，其罹患乳腺癌的风险可能比那些更晚接受激素替代疗法的女性更大。

目前有超过 50 种不同组合的激素替代疗法可供选择，因此医生越来越多地将患者介绍给专门的更年期服务机构，以利用他们严谨的专业知识为女性量身定制激素类药物处方。由于处方中涉及的变量众多，为每位患者制定最适宜的治疗方案无疑需要时间和技巧。即使是非激素治疗方法也可能引发问题，比如某些选择性血清素再摄取抑制剂[①]（selective serotonin reuptake inhibitors, SSRIs）就已被禁用，因为它们会抑制他莫昔芬的疗效。

- 值得强调的是，在接受激素替代疗法后，女性被诊断出心脏疾病的风险似乎有所下降。NICE 的观点是，没有证据表明 60 岁以下的女性在接受激素替代疗法后，其心血管疾病发病率会增加，也没有证据表明激素替代疗法会提高女性死于心血管疾病的风险。

---

① 　SSRIs 是第二代抗抑郁药物。

- NICE 的指南还提到，激素替代疗法可以降低女性患骨质疏松症的风险，但这种保护作用只有在服药期间才有效果。停药之后，患者的骨密度会明显下降，因此激素替代疗法通常只被推荐给面临显著骨质疏松风险的女性使用，因为非雌激素治疗方法并不适合她们。
- 激素替代疗法与患 2 型糖尿病风险的增加无关。

NICE 的指南强调，尽管激素替代疗法对更年期女性可能十分有效，但在其应用过程中必须充分考虑不同个体的治疗风险和益处。指南中列出的激素替代疗法的缺点包括：

- 与雌激素相关的副作用——体液潴留、腹胀、乳房触痛、恶心、头痛、腿部痉挛和消化不良。
- 与孕酮相关的副作用——情绪波动、抑郁、体液潴留、乳房触痛、头痛或偏头痛、痤疮以及下腹痛。这些副作用与一些女性服用避孕药时的不良反应很是相似，部分读者可能对此并不陌生！
- 阴道出血。

不同类型的激素替代疗法

顾名思义，激素替代疗法就是为了补充女性体内因为绝经而不再产生的激素，即：

- 雌激素——可以从植物中提取，或者取自怀孕马匹的尿液（后面将详细说明）。用于激素替代疗法的雌激素并不像避孕药中的雌激素那么强效。

- 孕酮——按其来源和结构可分为天然孕激素和人工合成孕激素两类，在激素替代疗法中主要发挥转化及保护内膜的作用。

这两种配方与人体自身的激素作用基本相似。现在市面上约有 50 种不同的激素替代疗法制剂可供选择。这可以为每一位女性找到合适的解决方案，但过多的选择也可能会让人无所适从。本书将激素替代疗法分为以下几种类型，便于女性朋友对其做大致了解。各位读者也可以在网上看到类似的分类方法。

- 如果你在尚且拥有月经或是刚刚绝经时就开始接受激素替代疗法，医生通常会建议你使用周期性联合激素制剂。它有两种类型：①以每月为周期的激素替代疗法，这通常适用于那些出现了更年期症状但仍有规律月经的女性。在此方案中，女性每天摄取雌激素，但在每 28 天的治疗周期中有 14 天还需添加孕激素。这会导致女性每 28 天就规律地迎来一次出血（也是子宫内膜脱落，但这并不算是月经，因为激素替代疗法不会引起排卵）。②一些更年期方面的专家会建议那些出现了更年期症状但月经非常不规律的女性，每 3 个月进行一次激素替代疗法。不过，广大女性对这种做法的接纳程度正在下降。在此方案中，女性需要每天服用雌激素，然后每隔 13 周再连续服用 14 天孕激素。这意味着女性每 3 个月才会有一次出血。与每月一次相比，这种方法使用的孕激素较少，因此对预防子宫内膜癌的方面作用也较小。所以，除非你的医生对治疗更年期症状特别感兴趣，否则不要指望他 / 她会提供这个方案。如果你有出血问题，曼月乐避孕环也是一个不错的选择。
- 如果女性已经一年或更长时间没有月经，就可以判定为进入了绝经后期。如果从这时起开始接受激素替代疗法，医生通常会建议患者服用持续性联合激素制剂。这个方案要求女性每天都要同时服用雌激素和孕激素。这些激素的剂量和类型都经过精细的把控，通常不会引起每月出血。

在这两种情况下，你和医生可能会考虑使用宫内节育系统或曼月乐避孕环（该避孕环也经过认证可以用于治疗月经过多）作为激素替代疗法的孕激素来源，且女性需要以药片、凝胶或贴剂的形式补充雌激素。不过，依据NICE指南的说法，经由透皮（贴剂）吸收和宫内节育系统补充激素的风险比口服激素更低。各位读者可以在网上找到更多的详细信息。

- 对于做过子宫切除术的女性，只需服用含有雌激素的替代疗法制剂即可。其他类型的激素替代疗法需要添加孕激素，这是为了防止女性的子宫内膜增厚。所以，如果患者的子宫已被完全切除，就不需要再服用孕激素了。
- 如果女性伴有生殖器相关症状，如阴道干涩（本书第8章将进一步讨论这个问题），可以选择经阴道给药的雌激素乳霜或栓剂。这些药物通常可以帮助患者缓解不适症状。由于药物只在局部起效，因而不会像全身性激素替代疗法那样给女性带来风险。

不过，无论是什么形式的治疗方法，长年累月地使用都不是个好主意（如果你的确离不开各种治疗，那真是太遗憾了）。NICE 建议，不管采取何种类型的激素替代疗法，女性都应该在用药 3 个月后进行一次复查，并在此后每年随诊一次。这样可以确保患者对药物的耐受性良好，没有引起其他令人担忧的症状，血压也没有出现急剧的起伏。女性应该只在必要情况下接受激素替代疗法，同时采取最低剂量和最短时间用药，最好不超过 5 年。然而，有些女性更愿意继续接受激素替代疗法，因为她们认为体内的雌激素耗竭将是延年益寿的"头号劲敌"。对她们来说，激素替代疗法是一种长期的必需品，而不是短暂的干预剂。

相关问答

莎拉：什么是生物同质性激素（bio-identical hormones）？像奥普拉·温弗瑞（Oprah Winfrey，美国演员、制片人、主持人）和珍妮特·温特森（Jeanette Winterson，英国女作家）这样的女性似乎都是生物同质性激素的受益者。

帕特里克医生：嗯，这可是一个热门话题！"生物同质性激素疗法"一词最初是作为定制混合激素的市场营销话术被广泛使用，直到 2002 年"妇女健康倡议"发布之后才开始流行。我的许多医界同行都对定制混合激素的实用价值持怀疑态度，因为提供混合激素的供药商通常通过唾液测试和血液测试，来"评估"患者的激素水平。然而，正如前面已经讨论过的，对于中年女性来说，这些测试几乎没有意义。她们的激素水平每天甚至每小时都在发生变化。此外，尽管定制混合激素的想法听起来很诱人，但研究表明，这种做法可能会产生负面的影响。

如今，"生物同质性激素"一词更常用于指代从植物中提取的化合物，其化学成分和分子结构与女性体内产生的激素相同。这意味着这些激素都是天然成分，性质也更温和。严格来说，所有激素都是在实验室里通过某种前体物质在酶的作用下合成的。它们是人体所分泌物质的精确拷贝，从某种意义上讲，已经实现了"生物同质性"。还有人声称，生物同质性激素疗法不同于传统的激素治疗方案，它能够预防疾病，但这一论调至今尚未得到证实。

英国国家医疗服务体系的全科医生无法为患者提供生物同质性激素疗法。如果你关注动物福利 [①]，那么值得注意的是，某些用于合成激素替代疗法的药物，如倍安美（Prempro）、普瑞马林（Premarin，有译"倍美力"）或针对更年期骨质疏松症的复合药物 Duavee（旧名 Aprela），都含有合成的马雌激素。这些激素是从母马的尿液中提取合成的。根据善待动物组织（People for the Ethical Treatment of Animals，PETA）的说法，为了提取尿液，母马都被关在几乎无法走动或躺下的狭小马厩中。如果你不想使用马源产品，就可以要求医生开具其他药品处方，如芬吗通（Femoston）、补佳乐（Prognova）。如果医生无法满足你的需求，请及时要求转诊到更年期专科门诊或是约诊医院的妇科内分泌顾问。

作为一名男性医生，我必须承认，只有女性患者自己才能更确切地知道更年期是什么感觉，而我无法体会这一点，所以必须由患者来做最终的治疗决策。

[①]　动物福利（animal welfare），一般指动物不应受到不必要的痛苦，即使是供人用作食物、工作工具、友伴或研究需要，也要尽可能减少其痛苦，不要让其受到虐待。

　　但是，如果你决定采取这个方案，请记住针对生物同质性激素安全性的长期研究还不够充分。除非有确切证据作保，否则使用生物同质性激素疗法仍与合成激素替代疗法一样，具有导致癌症的风险。可能的话，这两种治疗方法都不应该长期采用。

　　与此同时，我建议女性朋友去读一下《卫报》上发表的珍妮特的故事，以及美国食品药品监督管理局（USA Food and Drug Administration）给消费者的建议，以便了解不同的观点。

最终的决定权在于女性自己

　　每位女性都必须权衡激素治疗的利弊，然后选择最适合自己的方案。在考虑各种选择时，女性需要谨记，所有药物都有一定的风险，即使是常用的阿司匹林也不例外。同样，在许多情况下，拒绝用药也会产生很大的弊端。请不要忘记，医学进步给人类带来了多么明显的益处。比方说，我可不希望回到没有麻醉剂的日子，相信你也一样。也许人类永远也找不到完美的激素替代疗法，但随着对其优势和风险的了解日益深入，笔者希望能有更多女性获得最精准的信息，以帮助自己做出是否应该接受激素替代疗法的明智判断。

"作为一个特别讨厌吃药的人，我从没想过自己会接受激素替代疗法。然而，在体验了连续几个月的潮热、失眠以及各种不舒服之后，我决定不再默默忍受下去了（尽管我的丈夫可能并不认同我是"默默忍受"这一说法）。我最开始尝试了两种激素替代疗法，但这两种配方对我都不起作用。虽然服药让我感觉有些好转，但也导致了大量出血（这个副作用让更年期唯一的好处也荡然无存）。最终，在和医生多次沟通之后，我找到了适合自己的药方。对我来说，激素替代疗法的好处超过了风险，但我也能理解为什么其他女性对此拥有不同的理解。每个女性都必须依据自己的身体和生活方式做出最合理的选择。"

—— 58 岁的蒂娜（Tina）

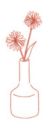

"我一直有点失眠问题，但是当更年期来袭的时候，我真的要被击倒了。无比严重的盗汗让我难以忍受。激素替代疗法在抑制盗汗方面很有效果，所以当医生拒绝帮我延长疗程时，我几乎要崩溃了。我已经接受了将近 10 年的激素替代疗法，后来医生还给我开了激素药物贴片，但这种方法导致的问题大大削弱了治疗效果。现在，我没有服用任何药物（我也尝试过自然疗法，但效果不佳），出现了所有典型的更年期症状，如潮热、失眠、情绪低落和浑身不适等，但我很高兴全科医生终于把我转诊到了更年期专家那里。"

—— 58 岁的斯特拉（Stella）

如果你选择接受激素替代疗法，就应该由医生为你量身定制一套用药方案。在去看医生之前，我建议大家先梳理一下自己的情况，做一些备注能够让你轻松应对。你需要考虑的方面有：

- 为什么要选择激素替代疗法？
  - 是为了缓解围绝经期/绝经期的症状吗？
  - 是为了预防心脏疾病或骨质疏松症吗？
- 如果你正在考虑接受激素替代疗法，来缓解潮热或盗汗等症状，**请先确认这些症状的严重程度。**

- ○ 它们给你造成了多少不适和痛苦？
- ○ 它们是否严重干扰了你的日常生活（参见第 1 章中"寻求医疗帮助"的相关问答）？

- **心理症状也应纳入考虑范围。**
  - ○ 如果你感到焦虑，那么这种焦虑是否干扰了你的日常活动？
  - ○ 你的抑郁是否影响了人际关系和工作效率？

- **你正处于更年期旅程的哪个阶段？**
  - ○ 你已经绝经了吗？
  - ○ 如果已经绝经，有多久了？

- **年龄也是一个重要因素。**
  - ○ 你是否经历了早更或提前绝经？

一旦你弄清了这些情况，就可以很顺畅地跟医生讨论你的问题。经过这些铺垫之后，你的医生一定会比帕特里克或我更能准确地判断出对你最有效的方法。你的医生也需要考虑：

- 你的病史；
- 你正在服用的其他药物；
- 你的家族病史——你的亲人中有乳腺癌病史吗？

在做出决定时，在"更年期事宜"（menopausematters）网站的"决策树"上追踪自己的情况会有所帮助。只不过这个主题很复杂，你可能需要花一些时间去做足准备。

总的来说，支持女性选择激素替代疗法的最有力论点是，如果你有严重的更年期症状，这种疗法通常效果明显。当然，女性也有其他选择（参见第 6 章），但正如肯塔基大学（University of Kentucky）的医学博士肯·缪斯（Ken Muse）在"医景网"①上所说，尽管患者可以使用一些非激素处方药和中药来改善更年期问题，但对于症状较为明显的女性来说，这些疗法很少能像使用激素替代疗法那样令她们满意。

---

① 医景网（Medscape），一款专门为医学打造的综合性服务平台。

7

停止激素替代疗法

"我曾经很突然地停止了激素替代疗法。一年后，我又开始遭受潮热的折磨。开始时，虽然状况不太好，但我还能忍受。但令我没有想到的是，有一次我竟然在按摩床上经历了恐慌症发作。我就直接回去找医生，同时恢复了药物治疗。从那以后，恐慌症就再也没有发作过，而且简直是奇迹，潮热症状也马上消失了。如果我能做主的话，我永远不会停止激素替代疗法！"

—— 57 岁的塞尔玛（Selma）

当你决定停止激素替代疗法时，应该循序渐进地减量。很多年前，我就犯过这样的错误：突然停止服用抗抑郁药物，结果真是糟糕透了。我完全失去了理智，好几天都浑浑噩噩的。虽然抗抑郁药物和激素替代疗法不一样，但它们也有相似之处，那就是二者都会影响人体的激素水平。不管是哪一种药物，突然断药都是个草率的决定。一夜之间就停掉激素药物会给你带来巨大压力，因为你的身体已经习惯了额外的雌激素补给。

相关问答

莎拉：激素替代疗法是否只是简单地推迟了更年期症状，一旦女性停止服药就会发作？

帕特里克医生：如果女性在使用激素替代疗法几年之后逐渐停药，可能会出现更年期症状复发的情况。不过对于大多数女性来说，这些症状会在几个月内自行消失。但为了避免这种情况发生，我通常建议患者先在 3~6 个月逐渐减少药量，再利用 2~3 个月的时间来完全停止治疗。这样可以给人体内的激素提供一个重新归于稳定的环境。如果患者的更年期症状仍然严重，那么重启治疗可能是最佳方案。虽然没人能为此打包票，但大概率会出现的结果是，只需比最初的处方剂量稍低一些的药量，就能起到缓解症状的效果，然后就可以考虑在晚些时候停止激素替代疗法。

　　作为女性医生，雪莉·邦德（Shirley Bond）表示，如果女性突然停止激素替代疗法，其体内的雌激素水平会迅速下降至极低水平。她也建议女性朋友逐渐减少剂量，缓慢地让自己停药。具体做法取决于你正在服用哪种类型的激素替代制剂，所以本书建议女性朋友还是应该咨询医生，以确定最适合的方法和手段。

　　事实上，由于医生无法预测患者由雌激素不足导致的症状会持续多久，也就无法预测她们需要接受多长时间的激素替代疗法来持续控制症状。从这个角度讲，激素替代疗法并不是一门精确的科学。有些女性可能在选择该疗法后的1~2年就控制得很好，其他女性则需要更长时间。具体的治疗计划取决于不同的个人条件。但女性一旦决定接受激素替代疗法，每年进行复查都是必不可少的。如果仍需继续用药的话，患者就要和医生讨论最适合的类型、剂量和给药方式，这样才能最大限度地提高效果，同时最大限度地降低风险。

> "一个人如果是天生聪明就最好不过了，
> 但若天资不足，就应该学会从善如流。"
>
> ——索福克勒斯（Sophocles，雅典三大悲剧作家之一）

第 **6** 章

"A" 代表其他替代疗法

❧❧❧❧❧❧❧❧❧❧❧

　　由于篇幅所限，本书无法将除激素替代疗法之外的所有治疗更年期症状的替代性方法都一一尽述，因此本章节只对其他备选方案作简要的概述。各位读者可能对其中的某些方案也颇感兴趣。

出于各种原因，激素替代疗法并不一定适合所有女性。对许多人来说，使用激素替代疗法的好处并不能压倒它的缺点。比如，也许女性的症状并不太严重，所以她们觉得即便风险很低，也不值得以身犯险；也或许由于健康原因，某些女性无法考虑采用激素替代疗法。本书已经解释过，个人或家族有乳腺癌、部分子宫内膜癌或卵巢癌病史的患者，几乎可以排除接受激素替代疗法的可能性。

同样，该疗法也不适用于有肝病史或心脏病史的女性。如果患者有高血压症状，必须先控制好血压，才能接受激素替代疗法。

然而，遗憾的是，身患其他疾病也并不能让女性避开更年期症状——例如，65%~85% 的乳腺癌患者同样会遭受潮热和盗汗。因此，许多女性更倾向于寻找安全且有效的非激素类治疗方法。如果你决定选择非药物治疗方法，你也并不孤单，因为大约有 30% 的女性考虑使用激素替代疗法以外的替代方案来对抗更年期症状。也有女性单纯地出于道德、文化或个人原因，认为其他"替代"疗法更适合她们。但首先，本书还是要带领各位读者快速了解一下全科医生可能为女性朋友提供的非激素类药物。

激素替代疗法之外的药物方案

- 还有几种抗抑郁药物可能对治疗潮热有效，如文拉法辛和西酞普兰。但女性选择尝试抗抑郁药物的主要原因是它们可以帮助缓解焦虑和抑郁。如果你感觉激素波动或自身症状已经对你的情绪产生了巨大的干扰，甚至影响了日常生活，那就是时候和你的医生谈谈了。但笔者需要提前告知大家，大多数抗抑郁药物都需要数周时间才能见效，所以在你感受到任何好转之前，务必要保持耐心。而且在最初服药时，你还可能会遭受副作用的影响。此外，有些抗抑郁药物，特别是氟西汀和帕罗西汀，会降低抗乳腺癌药物他莫昔芬的疗效。在确定处方前，请确保医生知道你正在服用他莫昔芬。

- 可乐定（Clonidine）最初是用来治疗高血压的药物，人们曾认为它有助于抑制潮热和盗汗。尽管该药物对服用者仍然有疗效，但现在已经出现了疗效更好的药物，而且副作用更小。

- 加巴喷丁（Gabapentin）主要用于治疗神经痛，但已被证明在短期内能够将潮热的发作频率降低45%～71%。在治疗的前1~2周，不良反应可能比较常见，包括嗜睡、乏力和眩晕等。

- 认知行为疗法。NICE推荐将该疗法应用于治疗焦虑和抑郁。而且近期有研究证实，它在缓解潮热的同时还有助于改善睡眠。女性朋友可以在"女性健康"网站上找到具体的认知行为疗法自助指南。

医生能够就这些问题为女性提供更加全面的建议，读者可以在网上找到更多的相关信息。

替代疗法的利弊

如果女性想在没有医生处方的情况下，自己控制更年期症状，也能得到很多可行的指导。本书已经介绍了 10 多种方法，可以帮助女性在实用技巧、饮食管理和锻炼方面找到使自己感觉良好的方法。除此之外，目前还有许多补充药物和治疗方法，可以用来缓解与更年期相关的症状。

> "我服用西药的经验很少。我不想服用化学药品，所以从一开始就决定另辟蹊径。刚进入围绝经期的时候，我就定期去做按摩，现在我和针灸师约诊就像别人预约常规医生一样稀松平常。我很看重他的意见，与他探讨自己的症状和感受，而他也一直在尝试帮我将激素重新调节至平衡。我还看过一位专门研究女性更年期领域的中医，我们一起研究如何通过中药来改善月经周期，同时补充体内流失的元素。"
>
> —— 54 岁的希拉里（Hilary）

（1）你想选择哪种疗法？

女性朋友可能考虑的其他替代方案包括：

- 针灸；

- 推拿；

- 认知行为疗法；

- 草药疗法；

- 顺势疗法；

- 按摩疗法；

- 正念和冥想；

- 灵气疗法；

- 传统中医疗法。

接下来，先看看其中几种疗法。

"如果你问我，应该选择哪种治疗方式？我会说，还是听从自己的想法吧。在社会环境里，人们总是以为医生无所不能，而患者则是一无所知。但实际上，对于身体来说，自己就是最好的专家。如果你对某种治疗方式感兴趣，那就去探索一下。首先，阅读相关资料；然后，如果你觉得可行，就向你信赖的人征求一些意见。这些治疗方法中有很多看似玄妙，但往往并没有什么神秘可言。"

—— 54 岁的海莉（Haley）

如果你像海莉一样，有自己感兴趣的治疗方法，我完全支持你去探索它。我无权劝阻任何女性寻找治愈自己的替代疗法。我所提供的只是一些指导和见解，其余的就取决于读者自己。

（2）与身体"同频共振"

针灸、中医、按摩和推拿等替代疗法备受推崇的原因之一是，不管治疗师们运用何种手法，其宗旨都在于与你的身体"同频共振"。中医学科与西方医学有着不同的文化起源。针灸师兼中药专家凯茜·玛戈林（Cathy Margolin）表示，传统的亚洲文化不像英美文化那样默认依赖于人工激素疗法。相反，亚洲文化中似乎有一种固有的理解，即通过在日常饮食中加入草药等食疗方法，就可以帮助人们在疾病初发之时将其扼之于摇篮。

"在第一次面诊时，我先是和针灸师及中药师讨论了我的身份、职业以及正常情况下的状态。最重要的是，我没有被他们定性：他们没有把我判定为一位病人。我喜欢这种方式——我感觉自己被作为一个完整的人来对待。我们可以就'生活中目前这个阶段'展开交流，所以我并不觉得有人在告诉我哪里出了毛病，也没有受到负面情绪的打击。这并不是

> 一个医生让我'吃下这种药，症状就会消失'的过程，而是一段支持我度过艰难时光、战胜挑战的经历。"
>
> —— 52 岁的海伦（Helen）

（3）得到更多时间

替代疗法也会带来积极的结果：女性往往另有所获——那就是时间，其意义非同小可。在英国国家医疗服务体系中，几乎没有可用于更年期症状的替代疗法（医生为你选择认知行为疗法的可能性微乎其微，这种概率相当于你中了彩票头奖，他们更有可能把你推荐给专门的妇科医生）。只要你向妇科医生支付了私人咨询费，你就能得到超过 10 分钟的面诊时间，而 10 分钟正是全科医生接待每位患者的规定时间。

> "我发现，在口碑良好的专科医师那里，首次约诊就能达到 1 小时。他们会倾听你的故事，了解你身体变化的全过程，包括你的症状、情绪、工作、创造力，所有这些都会一一谈到。"
>
> —— 53 岁的乔西（Josie）

（4）选择一位德艺双馨的医务从业者

到目前为止，关于其他替代疗法的思路都非常吸引人。但选择替代疗法的关键在于如何从中甄别好坏，或者说，如何更精确地区分江湖骗子和尽责的从业者。传统医学界普遍受到法定监管，以确保医生具备必要的资质并能遵守特定的从业规定。

另外两种补充和替代疗法——整骨疗法和推拿疗法的从业人士也受到类似的监管。但在英国，其他补充与替代医学[①]领域尚无法定的职业监管，这可能使患者面临医疗行为不当的风险。

对于女性来说，最安全的选择就是你的治疗师已在某个得到专业标准权威机构认证的组织中注册，就像那些补充医疗及自然保健理事会（Complementary and Natural Healthcare Council）或英国针灸协会（British Acupuncture Council）认证名单上的从业者一样。其他专业协会，如英国顺势疗法协会（British Homeopathic Association）、灵气疗法协会（Reiki Association）和英国中药注册管理局（the UK Register of Chinese Herbal Medicine），也同样拥有会员名单或特定补充与替代医学从业者的登记名册。

关于替代疗法是否有效，我担心一谈到这个话题，就会像捅了马蜂窝一样，引得女性朋友们争论不休。我可以提出我的意见（帕特里克医生也可以），但那都是主观的判断。

---

① 补充与替代医学（complementary and alternative medicine，CAM），指尚未在通常的医学院校内讲授的医学知识和尚未在一般医院内普遍实践的医学或医疗方法。

草药疗法

经过研究，已有多种草本植物能够作为缓解更年期症状的潜在治疗方案。在应用广泛的草药中，就有效性而言，以下几种似乎最有前景：

- 黑升麻。欧洲的研究发现，黑升麻在进入人体后会表现出类似雌激素的活性，因此可以缓解更年期症状，如潮热、盗汗、失眠、紧张和易怒等。不过大规模的研究如今尚未完成。市面上有许多针对更年期症状的黑升麻产品，其中就包括被市场宣传为"安全天然替代疗法"的药物莉芙敏（Remifemin）。不过，由于其具有肝毒性风险，本书建议大家最好不要长期服用该药物。

- 人参。几千年来，中国人、韩国人和某些美洲土著部落一直使用这种草药来治疗疾病、保护健康。人参有助于缓解疲劳、焦虑和压力等更年期症状。人参是一种"平衡剂和活力剂"。一项针对红参的试验已经证明了其功效，不过目前仍没有研究试验能证明人参在治疗更年期症状方面同样管用。女性可以通过不同形式来摄取人参，包括参茶、参粉和人参提取物等。

- **红三叶草**。红三叶草是一种开花植物，在寻找缓解更年期症状替代疗法的女性群体中广受欢迎。像鹰嘴豆和其他豆类一样，红三叶草也是一种豆科植物。它含有异黄酮，这是一种植物雌激素。植物雌激素和人体内的雌激素有着相似的化学结构。医学界已经针对红三叶草进行了一些小型研究，以检验它在缓解更年期不适，特别是潮热方面的功效。虽然有些读者可能听说过一些关于红三叶草疗效的传闻，但目前并没有确凿的证据支持这一结论，而且红三叶草不能与激素替代疗法结合使用。

- **松树皮**。日本的一项小型研究发现，松树皮补充剂有助于缓解潮热以及其他与更年期相关的症状。

- **圣约翰草（贯叶连翘）**。作为英国和美国最受欢迎的草本植物之一，圣约翰草一直以来都是治疗更年期心情波动、改善睡眠、放松身心以及减轻抑郁和焦虑的替代药物之一。该草药源自一种名为贯叶连翘的野生开花植物，人们收取并晒干其叶片和花朵以入药。圣约翰草可以泡茶饮用，也可以做成药丸或口服液供人体摄取。然而，科学研究表明，尽管圣约翰草对轻度抑郁症具有一定疗效，但它对重度抑郁症的治疗效果并不如安慰剂。重要的是，女性朋友需要清楚，当它与其他药物（包括一些选择性血清素再摄取抑制剂）联合使用时，可能引发危险的禁忌证，还可能会阻止抗乳腺癌药物他莫昔芬发挥功效。如果你计划服用圣约翰草，请将其他用药情况告知医生或医务从业者。

- 叶酸。许多试验结果证明，在所有补充剂中，叶酸似乎是改善潮热症状最有效的制剂之一。亚历山大大学（University of Alexandria）的一项研究显示，如果女性持续服用叶酸数周，潮热症状就会减少65%。而女性一旦停止服用叶酸，潮热症状又会复发。

女性朋友也可以尝试一下鼠尾草叶提取物和月见草油。

（1）谨慎选择

许多女性朋友选择尝试草药制剂，是因为她们认为这些产品比处方药更安全。这些产品通常被贴上"天然"的标签，听起来很让人心动，但这种标签实际上并没有标明这些产品的制作方式。NICE 的指南指出，临床医生应该"向想要尝试补充疗法的女性明确指出，该产品的质量、纯度和成分可能是未知的"。在英国，许多市面上销售的草药制剂并没有统一的标准，这意味着不同产品之间可能存在差异或是成分不明确的问题。这也使医务人员的比较试验变得十分困难。在美国，情况也是如此。美国国立补充与替代医学中心（National Center for Complementary and Alternative Medicine, NCCAM）的成立正是为了赞助该研究，并传播有关补充与替代医学的科学数据，同时帮助医学界填补补充疗法和膳食补充剂方面的信息空白。

（2）选择草药制剂的注意事项

- 注意产品包装上的传统草药注册（Traditional Herbal Registration, THR）标识。
- 这意味着该草药已经根据质量标准进行了评估，女性朋友可以获得关于如何以及何时使用它的信息。经过传统草药注册的产品不需要医生的处方，各位读者可以在当地的健康用品商店、药房或超市买到它们（其包装上会印有传统草药注册编码）。
- 请尽量避免在网上购买草药，因为在英国或美国以外地区生产的制剂，可能缺乏标准化监管。
- 请注意，某些草药在与药物联合使用时可能会削弱其效果，请在服用任何草药或药物前咨询医生。

传统中医疗法

"我在 42 岁那年去看了医生（她也是一位女性，应该更懂我的感受）。我那时已经有一段时间没有规律的月经了，还总是感到疲惫、抑郁、焦虑，全身瘙痒也十分严重。医生告诉我，我年纪尚轻，这些都不可能是围绝经期症状。于是，我请了长假，东奔西走地看皮肤科，咨询专家，寻医问药。最后，我带着绝望的心情去了当地的中医诊所，那里的医生立刻就告诉我，我正处于围绝经期。他们给我进行了针灸治疗，并告诉我如何尽可能地控制症状。"

—— 45 岁的凯莉（Kerry）

在中国，古老的中药医疗体系仍然是医疗保健的重要组成部分。在公立医院里，中医门诊与西医相辅相成地存在。中医疗法可以追溯到公元前 3 世纪。从广义上讲，中医包括中药疗法、针灸、饮食疗法以及呼吸和运动练习（如太极和气功）。在治疗过程中，中医可能会采用其中一种或几种方法为患者诊疗。

中药，连同中医的其他组成部分，都基于阴阳的概念。中医旨在调和阴阳，修复两者之间被破坏的平衡与和谐，进而使气血通畅，增强人体活力。中医认为，特定的症状反映了气血运行的失衡，其临床策略则基于对这些指标的诊断。

传统中医从业者认为，这种古老的方法可以帮助女性预防或减轻几乎所有的更年期症状，而不仅是暂时缓解不适。针灸师兼草药师凯茜·玛戈林表示，更年期症状从本质上讲是由肾脏的阴阳失调导致的。她说，阳是运动的能量，代表白天和热量；而阴则是静止的能量，代表夜晚和凉爽。压力和衰老会损伤女性的阴气，随着更年期临近，就会导致盗汗和失眠。不过，更年期也可能表现为肾阳虚。在这种情况下，阴、阳两种能量都需要得到平衡和滋养。

如果读者想了解更多有关中医的信息和具有行医资格的从业者名单，请到网上浏览。

"我不能接受那种强硬、生猛、医学化的治疗方式。我更喜欢温和的、循序渐进的整体治疗方式。治疗疾病需要时间，并且根据生活的节奏和周期来进行。毕竟，女性正在经历的也是这样的过程——更年期是世界上最自然不过的事情。重要的是，女性要尊重这一过程并且照顾好自己，不必急于一时去解决问题。在这个身体出现变化的过程中，我们应该珍视这种转变。这也是为什么我想要顺其自然地度过这一时期。"

——54 岁的安妮塔（Anita）

针灸

　　许多女性选择利用针灸，来缓解更年期症状。针灸师将极细的针插入特定"穴位"，其治疗过程通常是无痛的。针灸师认为，这些穴位就是人体能量汇聚的节点。针灸师运针入穴，具有疏通身体瘀堵、平衡气血、促进人体恢复健康状态的作用。通常，患者需要经过几次针灸治疗，才能获得最佳效果。在首次问诊和治疗后，针灸师会提出合理的次数建议。

　　尽管这些穴位和经络并不能与西医已知的实际身体结构一一对应，而且质疑中医的人认为针灸的益处仅仅类似于安慰剂的效果，但仍有一些研究表明针灸对缓解女性的更年期症状确实有帮助。最近的一项研究发现，与接受西医安慰剂治疗的女性相比，接受传统中医针灸治疗的女性潮热和情绪波动的程度明显较轻。过去也有研究发现，在抑制乳腺癌患者的潮热症状方面，针灸的效果甚至与抗抑郁药物文拉法辛的效果一样好。

针灸不仅没有副作用（文拉法辛会引起女性恶心、疲劳、焦虑等症状），而且其效果，包括提升精力、性欲和幸福感的持续时间也长达 15 周。

> "针灸是一种非常奇妙的感觉。当我的针灸师找到精确的穴位时，针刺进皮肤的感觉完全不像被扎了一下，也没有打针的痛感。相反，那感觉像是电流的冲击——体内涌起一股暖流！我能感觉到能量的释放。有一次，我非常焦虑，在整个治疗过程中针都扎在我的脚上，却出乎意料地没有任何痛感。针灸师说她正在将我体内的热量从上半身向下半身牵引，好把我从纷繁的思维中带出来，重新'接上地气'。第二天当我跑步的时候，我感觉双脚像灌了铅一样沉重，但是那种恐慌感却消失了。我不知道这是怎么回事，也不知道针灸起了什么作用，但它似乎真的有效。"
>
> ——49 岁的莎拉（Sarah）

认知行为疗法

　　尽管认知行为疗法通常被视为一种心理治疗（在本书第 2 章涉及焦虑问题时曾提到过这种疗法），但它也经常被用于解决身体健康问题。其中一个好处是，认知行为疗法丰富了人们对身心问题的理解，即思想、情感、行为和身体反应是相互联系的，从而将人们的心理和身体统一起来。从这个方面来说，认知行为疗法与针灸这类的传统整体疗法具有相似之处。

　　本书已经讲过，人们并不能确切地知道潮热是如何发生的。但可以确定的是，压力似乎会加剧潮热症状。伦敦国王学院（Kings College London）精神病学研究院（the Institute of Psychiatry）的迈拉·亨特（Myra Hunter）教授无疑是这一观点的支持者。近期，她在《柳叶刀》杂志上发表的研究结果表明，认知行为疗法可以减轻潮热和盗汗对女性的影响。对于那些每周接受一次认知行为疗法的女性，自治疗开始的 9 周后，她们的不适感显著减轻，她们在应对症状方面也更加得心应手。6 个月后，她们发现潮热和盗汗已经不再困扰她们，而且情绪、睡眠和生活质量都有所改善。

亨特教授表示，如同对待其他任何身体症状一样，我们可以因人而异，针对不同的症状用不同的方法。各位读者可能还记得在第 3 章中提到过的深呼吸练习，它可以帮助女性平息潮热带来的烦躁。同样，因盗汗而惊醒的女性如果学会保持冷静而不是抓狂不安，就更容易重新入睡。呼吸练习可以让女性集中心神，有效对抗消极情绪。

正念和冥想

在心理治疗领域中，最热门的术语之一就是"正念"。简而言之，正念指将思绪集中在当下而非过去或未来。从这个角度来看，正念很好地反映了更为古老的佛教理念。

正念的追随者们表示，人们花费了大量时间去反思过去或担忧未来，以致最终错过了眼前丰富多彩的生活。正念练习提供了一个平台，让人们着眼于当下，并以更加专注、生动、清晰和愉悦的方式来享受生活。

已有证据表明，正念和冥想可以与认知行为疗法联合使用，这样更有助于减轻压力和缓解焦虑。现在，NICE也推荐患有复发性抑郁症的女性多去参加基于正念的课程。正念同样可以缓解疼痛，从而帮助女性管理更年期带来的身体症状。研究同样表明，正念练习还能帮助绝经后的女性对抗失眠问题。

"在我接受了子宫切除手术后不久，我就进入了更年期。虽然之前我就有轻微的围绝经期症状，但现在我体验到了前所未有的潮热——在各种不合时宜的场合，汗水总是从我身上倾泻而下，我不得不随身携带风扇和毛巾。盗汗的情况也日益严重，我需要在枕头上铺一条毛巾，以便能在夜里随时擦脸。我一直都有点胖，进入更年期后，体重增加得尤其迅速，我的腰粗了好几圈。我还搞不懂自己为什么一直如此疲惫乏力。50岁那年，我经历了一次严重的抑郁和焦虑症发作。

"就是在那时，我接触到了正念的理念。现在我52岁了，仍然有很多更年期症状，但我能更好地应对它们了。我正在服用抗抑郁药物，同时接受了一系列的认知行为疗法。我还定期参加骑行锻炼，练习瑜伽和冥想。虽然当运动过量时，我还是会感到疲倦，但我现在更善于管理自己的体力水平和健康状况（既包括身体健康，也包括心理健康），确保不让各种症状将我压垮。"

——52岁的瓦尔（Val）

8

瑜伽和普拉提

当女性体内的激素水平剧烈波动时，其身心势必都受到困扰。在这段艰难的日子里，我感觉自己就像一位受害者，身体的变化让我疲惫、疼痛，提前衰老。瑜伽练习可以放松并缓慢拉伸每一块肌肉，促进血液循环，使细胞和组织得到更好的氧气供应，从而消除生理上的失控感。瑜伽还能改善消化道、神经系统和其他器官的健康状况。在女性频繁产生疲劳感，或是头昏眼花、笨拙迟钝的时候，做瑜伽有助于恢复体力，促进机体平衡，从而给女性带来力量感和控制感。这可不是我的一面之词——已有证据显示，做瑜伽能够有效缓解更年期症状，如潮热、失眠、易怒和抑郁等。

如果你对瑜伽感兴趣，并且以前没有尝试过，可以每周先参加 1~2 次的课程。一旦你学会了基本的技巧，就可以考虑腾出一些业余时间，在舒适的家中自行练习了。

或者，你也可以试试普拉提。这项运动的好处和瑜伽类似，因为它也侧重发展力量、促进平衡，提升身体的柔韧性，从而改善体态，同时锻炼良好的呼吸技巧。不过，它往往不太重视精神实践和冥想，因此有些人对普拉提感兴趣，有些人则不然。

9

亚历山大技术 ①

如果你想提升动作的流畅性和基础健康状况，可以尝试亚历山大技术。

"当我开始参加亚历山大技术教练班的培训时，我正处于围绝经期。老实说，我真不敢想象，如果没有这项训练，我该怎么应对这段时期（出于体重明显超标的原因，医生不建议我选择激素替代疗法）。亚历山大技术教练所教授的内容可以帮助女性缓解许多症状（如焦虑、情绪波动、暴躁和易怒、身材走样、肌肉疼痛、潮热和失眠问题等）。

很多人都认为亚历山大技术是'关于矫正体态'

---

① 亚历山大技术（Alexander Technique），一种身体训练方法，旨在协调和康复运动机能和心理机能。

的，但事实上它的内容远不止这些。良好的体态只是它带来的好处之一。总体说来，在3年的课程中，我学到的是如何缓解紧张情绪，不那么被动，更加注重"活在当下"。显然，亚历山大技术对任何年龄段和任何生活领域的女性都有益处。根据我自己的经验，它无疑对所有更年期症状都有积极的影响。我想把亚历山大技术推荐给所有愿意改变生活习惯，以改善身体功能、放松身心的朋友。全国各地都有亚历山大技术的培训班，尽管它不能速战速决地清除一切烦恼，但这的确是一项物有所值且令人愉快的投资。"

—— 53岁的皮帕（Pippa）

瑜伽、普拉提和亚历山大技术的主要优点之一在于，它们都有助于增强盆底肌。无论女性是否生过孩子，在进入更年期后，由于体内的雌激素减少，都可能出现骨盆肌肉变薄和变弱的情况。这使女性更容易受到骨盆底组织的张力、弹性和柔韧性下降的不良影响。如果能在这一过渡时期开始之前和期间加强盆底肌锻炼，其结果无疑是双赢的：这既有助于确保女性在未来的很多年里能够继续享受舒适愉悦的亲密行为，又能最大限度地降低女性晚年发生尿失禁乃至大便失禁的概率。

按摩

数千年来，人们已经学会了用按摩来促进身体放松、改善血液循环、缓解紧张及减轻疼痛。在世界各地的许多古老文明中都发现了关于按摩的考古证据，而且直至今日，按摩仍然很流行。

按摩分为很多种，有些手法很轻柔，有些手法则很强烈。在瑞典式按摩中，按摩师使用绵长而流畅的手法，在人体肌肉表层沿着血液流向心脏的方向进行揉捏和拍打。他们也会轻柔地疏通患者的关节，以改善其四肢的灵活度。相比之下，深层组织按摩，顾名思义，则是用于治疗长期的肌肉紧张。按摩师会慢慢地增加力度，以触及肌肉的更深层次。对于经历更年期的女性来说，按摩的疗效尤其显著。在女性感觉身心失调的时候，它可以像瑜伽一样帮助她们找回与身体的协调感。而且，按摩过程中的抚触会提醒女性，即使她们的身体似乎在制造问题，却也仍然值得被呵护和滋养。研究表明，按摩可以提高睡眠质量，还能减轻焦虑。

"我一直提醒自己，与我人生中的其他时光相比，

更年期只是一个小插曲。"

—— 48 岁的舒拉（Shulah）

第 7 章

"U" 代表保养

女性在绝经后需要注意哪些风险，以及如何才能在应对年龄增长的同时保持健康且良好的状态？

> *"中年最令人害怕的事情是，你知道自己终将*
> *告别这个年龄！"*

——节选自《多丽丝·黛：她自己的故事》（*Doris Day: Her Own Story*），A.E. 霍奇纳（A. E. Hotchner）根据美国歌手、电影演员多丽丝·黛口述，为其撰写的自传

女性一旦超过 12 个月没有月经，就算步入了女性人生旅程中的另一个阶段——绝经后期。处于这个阶段的女性仍会面临一些令人担忧的问题，比如需要定期进行乳腺 X 光检查等。

医生还会建议她们同时监测胆固醇水平、肝功能和血糖值，日常控制体重，并持续进行涂片检查[①]。如果你读过这方面的文献，很容易就能列出一个非常长的更年期症状和风险清单，甚至为此而恐慌不安。后面，本书将着重讨论 3 个最常见的问题：骨质疏松（骨质疏松症）、血压升高（高血压）和体重暴涨，并传授一些管用的预防措施。这并不是说女性可以忽视其他症状，但鉴于绝经后的岁月会一直蔓延到——请恕笔者直言不讳——女性死亡的那一天，相信读者会理解此处依据轻重缓急进行取舍非常有必要。

---

① 涂片检查：一种用于早期检测子宫内膜癌和宫颈癌的测试，常见于英国的医疗领域。

不过，需要指出的是，对大多数女性来说，绝经后的日子是一种解脱。当体内的激素水平逐渐稳定下来后，很多女性发现，经过多年的"跋涉"，她们重新找回了某种平衡感。我现在已经进入了绝经后期，并且我可以作证，与更年期相比，眼下的日子对我来说简直就像外出野餐一样轻松愉快。

帕特里克医生表示："女性就应该放松地享受绝经后的生活，毕竟苦尽甘来了！我的建议很简单，如果出现意想不到的疼痛、出血，或者在身体的任何地方发现肿块，那就要去看医生。此外，保持均衡的饮食和适度的锻炼是支持绝经后快乐生活的基础，而这一章就为女性提供了一次很好的方案。"

后面还会探讨护肤问题——请女性"面"对现实吧①，任何谈及衰老的书籍都无法绕开抗衰以及缓解压力的内容。

---

① 译者注：原文的 face 是双关语，指女性既要爱护颜面，又要认清形势。

骨质疏松

从出生的那一刻起，人体的骨骼就处于一种动态平衡的状态——既分解旧细胞，又生成新细胞。但是，骨骼更替的速率在人一生中并不是一成不变的，骨密度大概在人类 30 岁时达到峰值，之后就开始下降。

随着女性逐渐接近更年期，卵巢产生的雌激素会越来越少。雌激素的产量越少，女性的骨质细胞被分解的就越多。这就增加了她们患上骨质疏松症，或者说骨质变薄以及骨折的风险。

随着人类平均寿命的延长，骨质疏松变得越来越普遍。大约 40% 的女性会在一生中遭受过骨质疏松性骨折。

（1）骨质疏松可以预防吗？

俗话说"预防胜于治疗"，女性对于这个问题也并非束手无策。打起精神，行动起来，从现在开始制订计划，以尽可能地保持骨骼强壮。除了更年期和自然老化，还有一些因素会加速骨骼流失和变薄，包括过量吸烟、过度饮酒、体重过低以及家族中有骨质疏松症病史等。虽然女性朋友无法改变自己的家族病史，但还是可以在其他方面多做努力，来保护好自己的骨骼。这里又要提出老生常谈的论调——减少饮酒，保持健康的体重，积极戒烟，都会带来巨大的益处。调节饮食和定期运动同样可以改善女性的骨骼状态。

相关问答

莎拉：如何诊断患有骨质疏松症？

帕特里克医生：患者往往在发生骨折后，才会受重视骨质疏松症。最常见的骨质疏松部位是腕部、脊柱或髋部。常规的髋部和脊柱 X 光片可能会显示该处的骨骼变薄，但其精确度还不足以将患者诊断为骨质疏松症。最理想的检查是骨密度扫描，这个过程简单并且无痛。

（2）治疗骨质疏松症

如果女性朋友被诊断出患有骨质疏松症，那么与更年期期间的众多其他症状一样，首先需要检查的就是生活方式。你的生活方式是否需要改变？如果在生活方式得到必要的改善后，骨折风险仍然很高，那么就建议你选择几种有效的药物进行预防。这些药物可以将女性在绝经后 5 年内的骨折风险降低 50%。根据个人的健康状况，某些类型的药物可能比其他药物更适合你，而且用药方案和方法也因人而异，因此本书建议读者多与医生沟通交流，听取医生的意见。

小贴士

一旦摔断了一根骨头，那么再摔断其他骨头的风险就会增加，所以首先应该减少跌倒的概率。清理家中的杂物，避免在过道上被鞋子、靴子或者办公桌和房门之间的电线绊倒。改善照明条件，以便夜间能看清脚下的路。如果需要更换灯泡或者从高处的橱柜里拿东西，不要心存侥幸地站到不结实的家具上。最好准备一个稳固的脚踏梯，并在家里还有其他人的时候做这些危险的工作，这样如果你发生了意外，有人能够及时帮忙。

高血压

我要强调一点，虽然更年期是完全自然的过渡过程，但是对女性的身体具有显著的影响。其中的原因之一就是雌激素有助于保护女性免受高血压（也称为"高血压病"）的侵袭。一旦女性停止月经，随着雌激素水平的下降，血压往往会升高，有时甚至会急剧上升。

面对这个问题，有些读者可能会想，那又怎样？只是血压高一点，有什么大不了的？高血压并没有带来类似潮热或关节疼痛这样明显的身体症状，所以没什么好担忧的。

事实上，一旦女性到了 45 岁，就进入了高血压发作的统计范围。很多读者可能并不清楚这一点：随着年龄的增长，女性发生中风和心脏病的风险也随之上升。高血压使女性更容易受到这两种疾病的侵害，这也是高血压引起人们关注的原因之一。随着女性进入更年期，雌激素不再像以前那样保护女性的身体健康，大多数女性甚至从来没有重视过患上心脏病或中风的风险，直到年事已高的那一天。老实说，到那个时候，可能为时已晚。

在度过更年期的几年间，时刻保持警惕可以让女性获得巨大的好处。本书建议读者定期到医院去检查血压，如果你的血压过高，就需要采取措施进行降压处理。

📎 小贴士

有些女性患有"白大褂综合征"，一进医院就很紧张，在医生那里测量血压时总是感到焦虑，从而导致血压读数不准，在家中舒适的环境下监测血压可以改善这种情况。现在，个人和家庭已经可以普遍地使用血压计（而且价格不贵）。如果你对自己的血压情况感到担忧，购买一个血压计是非常必要的。

控制高血压

除了医生开具处方进行药物治疗，女性自己也可以通过以下 4 种方法来降低血压：

- 减轻体重；
- 注重饮食；
- 增加运动；
- 减轻压力。

　　各位有没有发现，这些策略和之前提到的都差不多？女性不仅可以通过类似的方式降低罹患骨质疏松症的风险，而且还能改善本书中粗略提及的其他病症，如糖尿病、风湿病和关节炎等。这些方法甚至可以降低女性患上痴呆和某些癌症的概率，不过这些优点尚未得到证实。

　　接下来，继续讨论下一个问题，看看女性应该如何解决这个我直到绝经后期才发现的问题。

体重增加

> "进入更年期以来，我增重了 12.7 千克，这可真令我沮丧。在 40 岁之前我一直穿 8 码的衣服，现在我觉得自己非常胖。而且，减肥太难了。"
>
> —— 50 岁的艾米（Amy）

　　我的状况跟艾米一样。虽然我以前不穿 8 码，但最近确实长胖了，而且似乎不论如何也减不掉多出来的那些体重。在撰写本书的过程中，我采访的许多女性都给出了类似的说法。

"更年期给我带来的最大震撼之一，就是我的身材改变了。过去的我又苗条又干瘪，简直像个男人，现在却重了将近 5 千克。在短短几个月内，我的体型就发生了变化：胸部突然膨胀起来，腰也粗了一圈，全身的比例完全失调了。后来，我决定必须要采取点行动，于是走进一家小型的内衣专营店。我说：'我最近胖了，这是我一生中第一次觉得自己需要穿内衣。'营业员问我：'你是在经历更年期吗？'我回答：'是的。'她点了点头说：'嗯，这种情况很常见。'我当时 47 岁，并没有预料到这一点。现在回想起来，去买内衣正是我接受自己身体变化的第一步。"

——54 岁的希尔德（Hilde）

- 研究表明，雌激素的减少可能会导致女性体内脂肪重新分布，从而使其体态发生前所未有的变化。
- 实验证明，雌激素水平较低的人往往吃得更多，运动量却更少。
- 雌激素水平降低可能会导致体内的新陈代谢率降低，因此人体无法再高效地产生能量。
- 雌激素的缺乏也可能导致人体糖代谢的效率降低，

这可能会增加脂肪的积累，并使减肥更加困难。

- 更年期常见的失眠状况会导致人体渴望摄取富含糖类的食物。

女性自身也经常成为体重暴涨的"帮凶"。进入中年，女性进行锻炼的机会也变得更少。一些估计结果显示，有一半与年龄相关的体能衰退由缺乏运动所致。随着肌肉量的流失，女性的静息代谢率^①降低，使她们更容易涨秤。这意味着，女性如果想要像过去一样消耗同样的能量并达到减肥的目的，就必须增加锻炼的时间和强度。对于像我这样不太喜欢锻炼却更爱吃蛋糕的人来说，这可不是什么好消息。不过该结果至少说明，这不是我的心理因素在作怪，进入更年期后再减肥确实难上加难。

---

① 静息代谢率指在安静的状态下，身体维持正常生理功能所需的最低能量消耗量。

绝经后期的饮食和锻炼

在这一点上，如果你打了退堂鼓，那也情有可原。别担心，硬核的饮食和运动计划来了。不用紧张，我不是健身迷。如果建议读者跟随一个连我自己都无法坚持下来的运动计划，这是不负责任的做法。所以，我不打算让你一大清早就起来跑步，也不需要你遵守严格的食谱。我比较认同的观点是："适量地食用自己喜欢的东西"不会造成太大的身体负担，并且如果天天坚持运动或许有点过于频繁。鉴于我不太可能有机会参加奥运会（同样的，帕特里克医生也不会），本书会提供尽量简洁的关于绝经后期的健身科学和建议。

（1）健身科学

- 尽管这个自然的生命过渡期可能会让女性感到不舒服，但它绝不意味着你的活力和精力就此结束。
- 女性身体的能量水平和幸福感，通常会受到生活方式和生活态度的影响。

- 在更年期期间，保持身体健康苗条能大大减轻相关症状，这就是为什么本书反复强调锻炼的重要性。

此外，多花点时间照顾好自己并没有什么可内疚的。保持身心健康与汽车定期保养或计算机进行备份，并没有本质上的不同。我甚至想说，让自己保持健康是有责任心、自给自足的成年人的重要一课。自我保养和女性通常更重视的其他追求（如努力工作或照顾他人等）一样有价值。

那么，在饮食方面，女性应该注意哪些事项呢？

（2）关于饮食的建议

应该做的事：

- 减少饮酒。酒精会阻碍身体对钙质的吸收，而且会促使血压升高。如果你有饮酒的习惯，最好每天限制在 10 毫升以下的酒精摄取量。
- 减少咖啡因的摄取。如果你想预防骨质疏松症，同时降低患高血压的风险，就要少喝咖啡、茶和含咖啡因的软饮料。最好彻底戒掉咖啡因含量巨高的能量饮料。咖啡因会导致身体加速排出钙质、刺激心跳，从而升高血压。正如网上所说的，咖啡因会引起许多更年期问题，因此女性朋友更应该选择不含咖啡因的饮料。

- **减少盐分的摄取**。与咖啡因和酒精一样，咸食会加速人体的钙质和骨质流失，还会加剧高血压症状。加工食品和罐头食品的含盐量通常较高，因此应当限制食用。当你想吃这类食物时，记得挑选低盐或无盐的品牌。

- 对于任何年龄段的女性来说，**充分的钙质补充都非常重要**。绝经后女性对钙质的日常基本需求量大约相当于饮用 570 毫升牛奶——任何种类的牛奶均可。女性还需要**充足的维生素 D，**来促进钙质的吸收。大家可以通过每天晒几分钟太阳，以及食用鱼类、牡蛎和加强营养的精工食品（如谷类）来获取维生素 D。如果饮食中的钙含量或维生素 D 摄取不足，也可以考虑服用补充剂。

- 女性需要多摄取含有**天然植物雌激素**的食物，如全谷物和豆类等。亚麻籽中的天然植物雌激素含量尤其高。这些食物能在人体内发挥雌激素的作用，对更年期症状具有一些缓解作用。女性同时也要多吃大豆、燕麦、小麦、糙米、豆腐、杏仁、腰果以及新鲜的水果和蔬菜。

不要做的事：

- **过度节食 / 暴饮暴食**。这会引起血糖的巨大波动，还可能使女性陷入情绪波动、烦躁和愤怒的旋涡。

- **摄取过多的糖分。**这会限制肝脏代谢雌激素的功效，并损伤人体的免疫系统。拒绝加工食品是减少糖分摄取的好方法。

- **食用过量的商业养殖牛肉、猪肉和鸡肉。**这些肉类含有大量的饱和脂肪，会阻碍人体代谢雌激素。

📎 小贴士

"不要因为听说减重很困难，就打消控制体重的念头。我刚听到这种说法时也很气馁，于是就放弃了减肥。在很长的一段时间里，我都比自己期待的体重要重，因为我认为节食没什么意义。后来我想，还是试一试吧，于是我就根据地中海饮食① 为自己定制了一套食谱。这和我平常的饮食差不多，只不过更健康，能量更低。我惊讶地发现，控制体重并没有那么难。在短短 4 个月内，我减掉了 19 千克。所以说，减肥并非天方夜谭，我自己也感觉轻松多了。我想鼓励其他绝经后的女性朋友，行动起来吧！"

—— 60 岁的琳达（Lynda）

---

① 地中海饮食（mediterranean diet），泛指希腊、西班牙、法国和意大利等处于地中海沿岸的南欧各国，以蔬菜水果、鱼类、五谷杂粮、豆类和橄榄油为主的饮食风格。

如果这一切听起来还是太复杂，而你更喜欢简明扼要的建议[①]，那么给自己设计一个多样化且营养均衡的食谱就行了。确保按时吃饭，减少酒精和咖啡因的摄取，多喝水。如果其他方法都不行的话，试试以下建议。

> "要问我对于年长女性的最时尚建议是什么？理一个漂亮的发型吧。这对你的外观和感觉都有很大的影响。"
>
> ——谢拉·汉考克（Sheila Hancock，英国演员），她在接受《好管家杂志》（*Good Housekeeping Magazine*）的采访时如此说道。

（3）关于锻炼的建议

帕特里克医生说："除了戒烟，锻炼可能是各个年龄段的人都能做的最重要的事情了。锻炼有助于改善人们的基础健康水平，并提升幸福指数。只要确保在自己的体力极限之内进行锻炼，不管是跑马拉松还是随便游游泳，选什么项目都是可以的。"

体育活动能够减缓认知能力的下降，提高存活率，有

---

① 译者注：原文中 nutshell 是一个双关语，既指少吃零食，又指简明扼要的建议。

助于预防和降低发生骨质疏松的风险，同时还在降低多种癌症发病率的过程中发挥关键作用。锻炼还可以防止心脏随着年龄的增长而变僵硬，从而降低罹患心脏病的风险。如果你还没有养成定期锻炼的习惯，现在正是开始的好时机。体育活动可以：

- 消耗肾上腺素等应激激素。
- 促进肌肉疲劳，消耗多余能量，缓解肌肉紧张。
- 促进呼吸健康。
- 释放内啡肽，这是一种天然的抗抑郁剂，可以改善整体情绪。
- 减轻紧张、挫败和愤怒感。
- 增强免疫系统。
- 用一种健康的方式来驱散烦恼。
- 提高夜间的睡眠质量，克服失眠。

研究表明，锻炼有助于减轻绝经后女性的精神压力，纾解焦虑和抑郁情绪，同时也有助于避免人到中年的体重增加。

如果你天生喜欢运动，那么不要因为你已经50岁了，就觉得有必要限制自己运动的热情。罗妮·海顿（Ronnie Hayton）在《卫报》上发表的文章中写道："毫无疑问，每天快走30分钟和定期上瑜伽课，都对女性的健康有着巨大的益处。"作为一个充满激情的跑步俱乐部爱好者,她觉得有点沮丧,因为推荐给更年期女性的运动往往都非常温和。"对于已经 52 岁的我来说,很难想象在月经停止前、仍然活力充沛的几年里,女性要比以前减少运动量。要知道,我们的身体依然强壮灵便,不应该就因为有时感觉有点热,就让自己被卵巢功能的调整过程所打败。"

这个建议虽好,不过我觉得瑜伽等活动不一定都温和轻松。我认识一位瑜伽老师,她就展现出了令人震惊的灵活性和耐力。而且有些女性在这个生命阶段所经历的,可不仅仅是"有时感觉有点热"! 如果你整夜都因为盗汗而无法入眠,那么第二天你没有把跑上 12 千米作为首要任务也情有可原。

我还要补充一点,"锻炼"并不一定专指体育运动。任何需要你长时间保持身心活跃的活动,都有益于健康,如园艺、遛狗、手工或家务活儿等。只要你充满热情地去做,一切皆为锻炼。

- 英国国家医疗服务体系建议女性定期进行负重锻炼(如走路、跳绳、网球或慢跑等运动),以降低发生骨质疏松的风险。如果你进行多样化的活动,将会从中收获最大的益处,也会使锻炼更加有乐趣。

- 身体活动能力的下降和平衡性不良，会增加骨折的风险。保持身体的健康和灵活性至关重要，太极和瑜伽等锻炼项目都是不错的选择。

如果你目前没有进行太多的锻炼，请慢慢来，循序渐进地开始。慢跑或快走可以显著改善你的情绪和健康水平；但若是扭伤脚踝，就会产生相反的效果。最理想的目标是逐步增加运动量，直至每周至少能做 3 次 20 分钟的锻炼。

许多女性在锻炼时都会感到有些难为情，没关系，尽量不要去担心自己的表现。

"我决定不再去上萨尔萨舞蹈① 课了，因为那需要和不同的舞伴跳舞。而潮热让我局促不安，生怕它一来袭，就会让我变得浑身湿嗒嗒的！所以，我转而去做其他运动。骑自行车尤其适合我，因为骑得飞快时，我还能享受扑面而来的清凉微风。"

——48 岁的康妮（Connie）

① 萨尔萨是一种拉丁风格的舞蹈。

最重要的一点是，只要你喜欢正在进行的锻炼就好。如果你喜欢骑自行车，而不是跳萨尔萨舞，其他人又有什么权利去评判呢？

5

善待正在衰老的肌肤

　　女性的肌肤开始变得不那么有弹性，同时伴随着体型的改变，将会带来一种无法逃避的衰老感。由于社会环境总是鼓吹柔嫩的皮肤、青春、美丽和健康，特别是在女性身上更应该体现这些特质，在女性心里，追求永葆青春的压力十分巨大。

　　"有时候我们宁愿看起来像是来自外太空，也不愿显得衰老，因为社会文化对衰老有太多消极的看法。女性不仅用言语来谎报真实年龄，还用肉毒杆菌和填充剂等手段来'修改'年龄，足见衰老让我们感到多么的羞耻和恐惧。"

——53 岁的朱尔斯（Jules）

网上的数据显示，在撰写本书时，全球美容行业的市值已经超过 6000 亿美元。众多女性受到抗衰产品广告的轮番轰炸，其中许多产品都声称具有近乎神奇的功效。尽管其成分听起来符合科学原理，但这些产品中到底有多少是真正有效的呢？虽然本书没有足够的篇幅来逐一整理关于护肤的所有事实，但还是可以提供一些建议。首先，女性需要弄清楚，从生物学的角度讲，自己的皮肤发生了什么变化。

（1）更年期期间，女性的皮肤会发生哪些变化？

- "雌激素水平的下降极大地影响了更年期前、更年期间和更年期后的肌肤老化过程"，临床营养师兼皮肤治疗师简·阿瑟顿（Jane Atherto）在网上如此说道。因为雌激素"负责促进胶原蛋白的合成、皮脂腺中天然油脂的产生、皮肤细胞的更新，同时还能抑制黑色素（赋予皮肤颜色的色素）的合成。"

- 她解释说，在进入更年期后的 5 年内，女性体内的胶原蛋白含量会下降30%，这将导致肌肤密度的降低。其结果通常就是女性的肌肤出现明显的细纹，其紧致度下降或皮肤松弛下垂。

- 此外，油脂分泌的减少会导致皮肤干燥；对黑色素抑制能力的减弱会增加老年斑的产生；细胞更新速度的减慢会使肤色看起来黯淡，没有光泽。

- 女性在更年期期间经常会出现潮热症状，这会导致面部皮肤发红或毛细血管破裂。玫瑰痤疮也与激素水平的不稳定有关，不过这是可以治疗的。

- 精神压力的增加会导致皮肤变得更干燥。

- 令人沮丧的是，在所有这些事情发生的同时，一些更年期女性发现她们的皮肤比以前更容易过敏，这使寻找适合她们的美容产品变得更加困难。

（2）女性可以采取的措施

不过，在各位读者决定致电附近的整形外科医院或是大量订购肉毒素注射剂之前，好消息是，并不是每位女性都会出现特别明显的肌肤质地和外观的变化。而且，本章前面提到的改变生活方式也可以帮助预防其中的一些问题。

此外，你可能还想了解以下内容：

- 营养师乔·勒温（Jo Lewin）表示，诸如杏仁这样的坚果和南瓜子、葵花子这样的种子中含有维生素 E、锌和钙等营养素以及油脂，这些成分可以有效舒缓皮肤干燥。

- 富含 ω-3 的食物，如三文鱼、沙丁鱼、亚麻籽和核桃，都含有人体必需的脂肪酸，这些脂肪酸有助于促进健康的细胞膜保持水分。

- 希腊酸奶的蛋白质含量几乎是普通酸奶的两倍，而蛋白质可以帮助女性保持皮肤紧致。

- 西兰花和其他水果蔬菜都富含维生素 C。

- 维生素 E 是一种抗氧化剂，可以有效保护皮肤免受自由基的损害。牛油果、坚果和植物油都是维生素 E 的优质来源。

- 锻炼能促进人体血液循环，瑜伽或冥想能让女性放松精神，从而减轻导致皮肤干燥的压力。

- 限制盐和糖的摄取，因为这些食物会对胶原蛋白产生破坏。同时，还应减少饮用具有较强脱水作用的咖啡和含酒精饮品。

就护肤产品而言，各种成分和术语可能令人费解，琳琅满目的选择也让女性应接不暇。本书没有足够篇幅去探讨所有选项，但这里有一些简单的护肤建议。

- 美容行业专家达拉·肯尼迪（Dara Kennedy）在《赫芬顿邮报》[①] 上写道，许多个人护理产品不仅含有香料，还含有硫酸盐、丙二醇和三氯生等成分。

---

① 《赫芬顿邮报》（*Huffington Post*），一个新闻博客网站，兼具有博客自主性与媒体公共性。

她建议，如果你发现自己的皮肤比以前更加敏感，就应该避免接触这些成分。

- 许多美容产品都含有肽类物质，这些物质会"干扰内分泌"。简单来说就是，它们会影响女性的激素水平。更年期时，女性已经体验了足够多的这种干扰，所以笔者再次强调，最好避免使用这些物质（特别是在身体润肤露中，肽类的添加尤为严重）。椰子油是一种既有效果又方便购买的替代品。

- 视黄醇是存在于动物体内的一种维生素 A，常被用于具有平复细纹和紧致肌肤功效的产品中。有研究表明，视黄醇能发挥有效的调理和保湿作用。

- 如果女性的皮肤敏感且干燥，那么视黄醇类产品可能不是最理想的选择。富含天然维生素 A 的油质精华是不错的替代品。这类产品的选择很简单，女性可以在购买时，查看其成分列表中是否含有玫瑰果油。

此外，各位读者还要记住，更年期并不是导致女性肌肤老化的唯一原因（看看男性的肌肤吧）。皮肤老化受到多种因素的影响，包括遗传、环境暴露、吸烟、激素变化和新陈代谢过程等。所有这些因素共同作用，才导致皮肤结构、功能和外观发生变化。研究表明，在这些因素中，紫外线辐射是导致皮肤老化的最主要因素。

小贴士

一定要涂防晒霜。皮肤变得干燥、出现皱纹和斑痣，甚至患上皮肤癌都可能是过度日晒的结果。女性需要使用防晒指数 30（sun protection factor 30，SPF30）或更高防晒指数的防晒霜来保持皮肤的健康。记住，适量的阳光照射对于身体产生维生素 D 十分必要，但是如果你认为阴天就不需要涂防晒霜，那就大错特错了。紫外线可以穿透云层、雾气，甚至是在雪天都会损伤肌肤。

或者，各位读者也可以听听我 80 多岁母亲的建议。当我问她使皮肤长久保持光滑的秘诀是什么时，她说："亲爱的，气球上是没有皱纹的。"我认为这是一个让自己保持面部充盈丰满的好借口，所以我时不时地就会说："哦，那就再吃点吧。请把蛋糕递给我。"

缓解压力

　　前面已经提到，在中年时期，女性常常在工作和家庭的拉扯下疲于奔命。如果女性感觉自己的身体和心理状态都大不如前，就会陷入艰难的处境。

　　在女性生命的任何阶段，精神压力大都会对其激素平衡造成严重破坏，同时加剧失眠、焦虑和抑郁等症状。不管用什么方法，只要能帮助你减轻压力都是好的。如果你是一个非常容易受到精神压力影响的人，《与焦虑做朋友》这本书会对你有所帮助。

> "为自己买些喜欢的蜡烛，还有世界上最大、最柔软的毛毯。坚持每天洗澡，浴后涂抹护肤精油。多给自己一些时间和空间，去熟悉现在的自己。"
>
> ——54 岁的希拉里（Hilary）

- **尝试每天通过减压技巧来放松身心。**锻炼、瑜伽和针灸，连同深呼吸训练、引导性想象法、冥想，或者读一本好书，这些都能帮助你从压力中恢复过来。市面上有很多经过验证的方法，不妨尝试一下，看看哪种最适合你。

- **俗话说："分担问题，问题减半。"**压力会影响人们的判断力，让女性认不清眼前的问题。不过，与朋友、同事甚至受过训练的专业人士交谈，可以帮助女性正确认识问题，并找到解决之道。

- **书写是掌控局面的好方法。**记下让你担心的事情，并尽可能多地想出解决方案，分析每一种方法的优点和缺点，然后确定最佳选项。有时候，女性会感到被"待办事项"列表压得喘不过气来，这是精神压力的常见来源之一。你首先要明白，任何人都无法同时做完所有事情；然后按照真正的优先等级将事情重新排序。标注哪些任务需要你自己去做，哪些可以委托给别人；哪些任务需要立即完成，哪些可以调整到下周、下个月完成，或者在时间允许的情况下稍后完成。这样的安排可以将一开始看起来压迫性十足且难以应付的列表，拆分成一系列更小、更容易管理的任务，而且还可以在更长的时间框架内按部就班地展开。本书建议你从一些琐事里挣脱出来，尝试将它们委派出去或者干脆丢开不管。

- 常见的精神压力来源：要做的事情太多而可用的时间太少。即便如此，你是否发现自己还是经常会接受一些额外的任务？我自己就是这样。学会对额外的或不那么重要的请求说"不"，可以帮助女性大大减轻精神压力。起初，表达拒绝可能会很难，不过总会熟能生巧。

- 如果生病了，就要好好休息。如果感觉不适，不必强迫自己继续坚持。短暂的放松可以帮助身体更快地恢复。

第 8 章

"S"代表性趣

无论你是单身还是拥有伴侣，愉悦的亲密行为（不管我们如何定义它），都能提升人体的健康水平，同时增强自尊感。但如果出现过程疼痛或是"性趣"全无，应该怎么办呢？

　　约有 1/3 的女性在围绝经期对性失去兴趣，约有 40%
的女性在整个更年期期间完全提不起"性致"。然而，性
能量是构成人体机能的一部分，对于大多数人而言，它与
人们的自我认同感和吸引力密切相关。因此，这种欲望的
减退可能使女性对自身的感受大打折扣。

　　性欲减退虽然非常常见，但许多女性都会为此觉得
难为情，不愿意和伴侣或同龄人讨论这个问题。女性出现
阴道干涩的情况尤为普遍。尽管相关统计数据有所不同，
但网上的数据显示，预计多达 50% 的女性会在绝经后的
4~5 年经历因"萎缩性阴道炎"（如果我没理解错的话，
这是一个极其让人不适的术语，因为"萎缩"意味着衰退
和下降）而导致的各种症状。这通常使夫妻间的亲密行为
变得痛苦不堪。根据"更年期事宜"网站的一项调查，这
个数据甚至会更高——他们发现多达 88% 的更年期女性面
临着阴道干涩问题。而在性活跃度调查的受访者中，80%
的女性表示会因此而避免与伴侣发生关系。无论如何，很
多女性都深受其扰。然而，仅有大约 1/4 的女性会因为这
些私密问题而寻求医疗帮助。

　　这些都是更年期的"隐秘症状"。很多女性可能正在
学着忍受它们，因为一想到去看医生她们就尴尬得浑身不
自在，但是回避问题并不意味着问题就会消失。事实恰恰
相反，保持沉默可能会加剧羞愧、内疚和自我厌恶等负面

情绪，还可能会让女性更加性冷淡。即使这个话题已经让你感到不舒服，也请不要停止阅读。如果女性连在一本可以私下阅读的关于更年期的书籍中关注这些私房事都做不到，那么她们在其他地方就更难敞开心扉了。如果你需要帮助，本书中也有可以利用的资源。

性欲减退

> "我不确定绝经是否改变了我作为一个不能再生育女性对自己的认知，因为我的确只想要现有的这两个孩子。我丈夫在我们的儿子出生一年后就做了结扎手术，现在我不再认为自己是一个性感的人。"
>
> —— 62 岁的西尔维（Sylvie）

如果说更年期症状中有哪一个是"绝对共性"的问题，那一定是女性的性欲减退。目前，本书所能做的就是解释为什么女性的性趣会在更年期发生变化，并提供一些指导意见，就像迄今为止对书中所涵盖的每一种症状所做的那样。

（1）为什么更年期女性的性欲通常会下降？

- 在没进入更年期之前，理论上女性的性欲会在排卵前后达到高峰。这在确保人类延续方面具有重大意义。当女性的月经停止时，体内的雌激素水平下降，其生理周期中那些"激情澎湃"的日子自然也就消失了。

- 雌激素水平的降低也意味着阴道的血流量减少，这会导致其弹性和功能都出现减退。阴道的形态会发生变化，通常变得更短且更窄，还有些女性的阴毛会变得稀少。阴道壁变薄且润滑减少，会导致阴道干涩、更容易受到刺激，抵抗尿道和阴道感染的能力下降，甚至导致亲密行为时出现痛感。如果亲密互动会引起疼痛，那么女性不愿意和伴侣发生关系也就不足为奇了，对吗？

- 不仅是下降的雌激素，孕酮也对维持性健康至关重要。在更年期期间，随着体内孕酮水平变低，女性会出现月经不规律、疲劳和其他更年期症状，这些都可能会导致性欲减退。

- 女性的性欲也部分受到睾酮的调节。这可能会让你感到惊讶（就像我之前一样），因为很多人一直认为睾酮是只与男性有关的激素。然而，女性体内也会产生睾酮。它主要由卵巢和肾上腺分泌，并在女性的性冲动和性快感体验中扮演着至关重要的角色。睾酮有助于提升女性的幸福感和能量水平，还可以改善心情、使人更加乐观，增强女性自信果敢的感觉。当睾酮水平与雌激素和孕酮水平一起下降时，就会导致女性对爱抚的反应减弱，更加难以唤起其性欲。目前市面上已经有了利用睾酮来治疗女性性欲减退的方法，但该做法尚未得到官方许可，所以你的医生也不太可能给你开睾酮类药物。哪怕你能找到愿意帮你开药的医生，也不要忽视睾酮的副作用，这主要包括谢顶和如胡须般冒头的次生毛发的生长等。不难理解，这让许多女性对其望而却步。

- 其他更年期症状可能会加剧女性的冷淡，如盗汗、潮热、失眠、情绪波动、抑郁和焦虑等。如果你长期睡眠不足，每晚都全身湿透地醒来好几次，那么自然不会热衷于吸引伴侣的目光！

- 随着年龄增长而发生的身体变化通常会雪上加霜。干燥的皮肤、灰白的头发、中年发福的身材——所有这些都可能导致女性的身体状态变得糟糕，并打击女性的自尊。

> "我想我在保持皮肤和头发健康这方面很是'幸运'，但我确切地感到，腰围的增加使我认为自己不再富有魅力也不再性感。"
>
> —— 53 岁的朱尔斯（Jules）

> "尽管我很注意自己的外表，但我还是觉得自己不再引人注目，而是邋里邋遢的。我缺乏自信，但这只是从更年期才开始的。"
>
> —— 50 岁的阿什利（Ashley）

- 女性生活中的其他方面也会影响她们的性欲。也就是说，女性的性趣会受到很多因素的影响，比如工作压力、经济困境，或是担心孩子们在做什么——你可以根据自己的情况补充这个清单。
- 长期关系也会导致性趣低迷。对于已经有孩子的女

性来说，"空巢综合征"^①可能会促使夫妻二人发生
浪漫行为。但是，"空巢"可能带来的另一种结果
是，当夫妻双方以一种几十年来从未有过的方式重
新关注两人的关系时，这段关系中存在的问题会更
加突出。无论是否有孩子，很少有夫妇在一起生活
20 年或 30 年后还能像刚开始时那样有动力、频繁
地进行"亲密接触"。

- 药物干扰，如抗抑郁药和高血压治疗，都可能会影
  响性欲。持续的健康问题如糖尿病和心脏病，也可
  能对亲密行为带来负面影响……

还有其他各种各样的原因。不知不觉中，这个清单越
列越长。我不知道你读到这里是什么感觉，但写下这些让
我觉得，如果哪一个正经历更年期的女性竟然还想要和伴
侣保持亲密关系，那简直是个奇迹！

根据美国的调查数据，在 50~59 岁年龄段的女性中，
只有一半人曾在过去一年内发生过亲密行为。所以，如果
你完全没有感受到性欲，也是正常的。

---

① 空巢综合征（empty nest syndrom）指由于家中无人陪伴导致内
　心孤独，继而引起的以抵抗力下降、内分泌紊乱以及多种疾病为主
　要特点的临床综合征，常见于子女长大成人的老年人，女性尤甚。

　　"在经历了更年期各种难以应对的症状、几乎得不到任何帮助也无处吐槽之后，我完全没有准备好去面对绝经后阴道萎缩给我带来的震惊和痛苦。关于这个问题，我几乎没有读到过任何有实质内容的科普文章。我听到的只是人们一直在抱怨潮热和情绪波动有多么难熬。在经历了一年的极度痛苦和 4 次误诊之后，我被诊断出阴道萎缩。你猜怎么着？关于这个病症，患者能得到的信息依旧少之又少。而且，治疗起来非常困难——因为我还有子宫！我的妇科医生和全科医生给出了 4 种不同意见。我不知道到底应该怎么做，这非常令人头疼。女性确实需要更多地研究这个问题，医疗专业人士也是如此。我们需要为这件糟心事做好准备！"

——54 岁的玛丽（Mary）

　　"受邀为本书撰稿，才让我有勇气去提及那些难以启齿的事情。去年，我经历了一次令人痛苦、不安的宫颈刮片检查——那可真让我心烦意乱。在我向医生咨询检查结果时，她告诉我，我的私处'相当干燥'。当时我才 51 岁，相对苗条、身体健康：我是一名舞蹈教师。这一变化让我感到震惊不已。我的丈夫因抑郁和焦虑而服用药物，但这对我们的夫妻生活毫无影响，可是'阴道干涩'却让我觉得自己不像一个女人。女性魅力的减少对我的打击非常之大。我知道这种情况可能会发生，但没想到会发生在我还这么'年轻'的时候。我没有孩子，现在我突然对自己的身份感到模糊和尴尬。而且，市面上没有太多的建议或指导来帮助我们应对这一艰难且私密的问题。但我想知道绝经后的生活会是什么样子，并且担心情况会变得更糟。"

—— 52 岁的波妮（Bernie）

相关问答

莎拉： 如果女性不想发生亲密行为——有什么影响吗？

帕特里克医生： 性欲减退可能是暂时的，也可能是长期的。女性不要因为这件如此普遍的事情而自责，才是有益的态度。一些女性可能完全提不起性趣，甚至对亲密行为感到厌恶。陷入内疚、悔恨或怀旧的情绪不仅不会激起你的欲望，还可能造成负面思维的恶性循环，最后变成自证预言[①]。如果你能对自己身体的改变保持开放的心态，与伴侣保持沟通并温柔地尝试新事物，事情必然会朝着好的方向发展。但是如果你想恢复活跃的夫妻关系，选择医疗干预可能会有所帮助。我强烈建议女性朋友与医生或护士就可行的方案进行探讨。我就帮助患者解决过这个问题，这让他们能够再次享受与伴侣身体接触的乐趣。

另一项发表在 2019 年北美更年期协会的《更年期》（*Menopause*）杂志上的研究也谈及了绝经后女性的性功能。研究显示，在 4500 名参与者中，有 1000 多名女性的亲密行为不活跃，而导致该结果的主要原因是缺乏性伴侣。在亲密行为匮乏的原因列表中，与更年期相关症状的影响排位较低。该结果表明，伴侣的医疗状况、性功能障碍以及女性自己的身体健康状况更有可能直接影响她们的性趣。

事实上，亲密行为没有年龄限制，而且无论你是独身一人还是拥有伴侣，都可以享受亲密接触的乐趣。女性哪

---

① 自证预言（self-fulfilling prophecy），一种在心理学上常见的现象，意指人会不自觉地按照已知预言来行事，最终令预言发生。

怕不处在恋爱关系当中，也不意味着她们不渴望快乐——她们可能仍然需要自慰。所以，在女性决定清心寡欲地过上"尼姑"般的生活之前，先一起来看看有哪些治疗方法可以帮助女性"如鱼得水"。

（2）解决措施

一般来说，饮食和运动上的改变不仅有助于减轻性欲减退，还能缓解相应的压力和焦虑。

博主安琪·麦克唐纳（Angie MacDonald）叙述了她如何不得不采取措施来提升自己的性欲，否则就有可能失去她的爱人。经过一番长时间的挣扎，她终于被推介给一位专科医生，并接受了生物同质性激素替代疗法，其中的用药成分就包括睾酮。一个月后，她的抑郁症有所好转，性欲也恢复了。对于安琪来说，采取行动来激发性欲可以帮助她重新燃起对伴侣和生活的热情，她热切地希望其他女性也能像她这样做。

如果你觉得和医生交流这些私密问题会令你感到尴尬，也可以提前写好一份症状清单，再带着它去看医生。在网上就能找到可供借鉴的清单，你可以下载并打印出来。

如果女性更年期问题的根源是激素水平的下降，那么解决这个问题的最佳方式，通常就是直接针对激素源头来进行补充。

第 9 章

"E" 表示蜕变

亲爱的读者们，无数女性共同经历过的这段旅程即将走向完结。但在告别之前，再一起回顾一番自己经历过的、感受到的更年期，共同感受它对女性的日常生活所产生的影响。

"与其他正在经历更年期的朋友进行交流会很有意思，我觉得自己现在好多了。我也更像是重新认识了自己。在我的症状最为严重时，我所担心的是，'哦，天哪，我是不是要这么糟糕地过完一辈子了'。我想向其他女性朋友保证，不必担心，不会一直这样的。我觉得自己和以前完全不一样了。我感觉自己成熟了，实际上我是变老了，但我并不那么难过，也不再被失去什么的感觉所淹没。"

—— 53 岁的舒拉（Shula）

"我生活中的一切都发生了变化，我的身体、我的衣柜、我的工作、我的人际关系……这些年来，我感觉自己丧失了对一切的掌控权，直到现在才逐渐好转。"

—— 54 岁的阿依莎（Aisha）

适龄行为

关于年龄的规则正在改变。正如玛丽安娜·威廉姆森（Marianne Williamson）在她的作品《奇迹时代：拥抱新中年》（*The Age of Miracles*：*Embracing the New Midlife*）中所说，随着越来越多的人口寿命达到100 岁以上，更年期不再是女性生命的最后阶段，而是始于中年的时光。

看看以下数据，在 1900 年的英国，女性出生时的平均寿命为 50 岁（即刚开始进入围绝经期的年龄）；100 年后，女性的平均寿命达到了 81 岁（这个年龄段的女性显然已经度过了更年期）。尽管过去较高的婴儿死亡率是造成这一差异的部分原因，但女性的平均寿命显著延长是不争的事实，而且这一趋势仍在持续。如今 20 岁的年轻女性活到 100 岁的可能性是现在 80 岁老人的 3 倍。这意味着更年期在女性的生命周期中越来越趋于中间位置。100 年前，更年期几乎接近女性生命的尽头；而对于我的母亲

（1933 年出生）来说，它降临在她生命旅程的 2/3 处。

对于笔者下一辈的女性来说，如果这种趋势持续下去的话，更年期会发生在她们更接近中年的时候。人口老龄化确实会带来一些问题，但发达的现代医学、优越的饮食条件和锻炼方案，以及合适的美妆产品能让女性生活得更健康、更漂亮。正如威廉姆森所说，这创造了一个新的时段，在这个时段里，女性可以在人生中期发掘出"自我"的真谛。我敢说，在中年时光，女性确实有很多选择。她们可以在中年时遗憾地回望青春岁月，也可以花费几万元做手术——比如接受手术让乳房恢复紧实、注射肉毒素来重现肌肤光滑，但这最终只是掩盖了身体正在变化的事实。

玛丽拉·弗勒斯楚普（Mariella Frostrup）在《卫报》上撰文讨论了关于老龄化的话题。她指出，在她这一代人中，经常感觉不幸福的往往是那些最害怕失去自己青春风华的人。她认为，达到人生平衡的最大障碍就是对于改变的迟疑和抗拒，这种态度又在当今社会中得到了放大，似乎只有紧紧抓住青春的尾巴，才能拥有美好的生活。

作家兼心理治疗师苏珊·布雷恩（Susan Brayne）在她的代表作《性、意义与更年期》（*Sex, Meaning and the Menopause*）中说道，人类无法阻止进化做它该做的事情。在她的博客中，她写了许多关于女性成长及女性面对衰老之感受的文章。当女性的生命进入某个阶段，身体不再适合生育，再加上雌激素水平大幅度下降，会影响女性身体的每个部分，也包括大脑。布雷恩指出，无论一个女人使用多少肉毒素、做多少次面部拉皮手术和尝试激素替代疗法来抵御衰老，她还是会衰老的。问题的症结在于，当今女性生活在一个不敢正视衰老、反而痴迷于年轻的文化氛围中，人们关注的全都是女性的外表优劣、资源如何，而不去在意她们真正是个什么样的人。布雷恩认为，作为一个社会，"人们已经失去了对整个人类经历的尊重，其中就包括衰老"。

弗勒斯楚普感觉，自 50 岁以后，她就好像生活在两个割裂的世界中：一个是有形的世界，这世上尽是充满活力、性感、爱冒险、勤劳和活跃的朋友们；另一个是更加宽泛的社会，她和她的同龄人似乎从中被完全抹杀了。弗勒斯楚普当然不是第一个注意到年长女性经常感觉被社会所忽视的人。

如此一来，读者应该很容易理解为什么那些身份和自我价值与外表紧密相连的女性，会努力让自己看起来更年轻。如果让女性自己选择的话，每个人都有权利这样做，但请女性朋友切记不要欺骗自己：这是一场注定要失败的战斗。

"每当有人说，'哪怕你年纪大了，仍然可以拥有一颗年轻的心'，都会让我心烦。这句善意劝慰的言外之意代表了一种深刻的文化心理：老就是不好，年轻才是好。我想知道，心态成熟又有什么不对呢？你难道不想被那些拥有经验、深谙爱情之道的人所爱吗？"苏珊·伊奇·苏·穆恩（Susan Ichi Su Moon）在《迎接衰老：幽默而有尊严的禅宗老龄思考》（*This is Getting Old：Zen Thoughts on Aging with Humor and Dignity*）一书中这样写道。

在面对衰老这方面，将生活看作一个循环的过程或许会有帮助。我知道，从逻辑上说，生活是线性的，但请耐心听我说完。如果人们将生活看作一条线，那么就很容易划定节点，将各个时段分割开来，就像用剪刀剪断丝带一样。比方说，人们先是经历童年和少年，即 0~16 岁，然后便是 17~40 岁的青年时期，再然后是中年，或者其他什么阶段。这样一来，处于更年期的女性也会与其他年轻的姐妹们分隔开来，她们只能满怀遗憾地遥望着那段独立成为一体的青春丝带。

但如果我们像宝拉·冈恩·艾伦（Paula Gunn Allen）在《红月通行证》（*Red Moon Passage*）中的一篇文章中所建议的那样，把生活看成一个圆圈，那么生活中的一切都能在这个圆圈里找到一定的位置和关联。她解释说，更年期女性也能在那个伟大的生命环和关系圈中找到位置，并与整个人生联系在一起。因而，女性在经历更年期时，并不会离开这个圆圈，也不存在某个专门为 15~39 岁的女性而设，或是专门为 40 岁以上女性而设的阶段性节点。如果以这种方式来看待生活，人们就会发现，那些认为处于更年期的女性就会在某种程度上脱离原有的丰富生活的想法，是与事物的自然秩序背道而驰的。

> 你只能活一次，但如果你做了你想做的事，
> 一次就已经足够。

——美国歌手、演员兼编剧梅·韦斯特（Mae West）

替代疗法治疗师雷佩特说过，更年期是女性走向衰老的一个重要里程碑。他认为，如果人们对更年期的意义产生误解，也就不太可能对衰老有一个连贯性的认识。同样，如果一个人不能接纳随着年龄增长而导致的功能丧失，就无法真正理解生命的真谛。

卡罗尔·S.皮尔森在《红月通行证》一书中写道，女性是将更年期视为一场巨大的悲剧，还是将其视为向更有意义的生活过渡方式，完全取决于她们自己。这一选择在很大程度上取决于女性对更年期的理解，因为这两个选项似乎都有道理。

以上几位精英人士的话非常中肯，否认衰老是徒劳的，因为更年期是女性生命过程中一个再自然不过的部分。围

绕更年期的许多恐惧其实与女性对死亡的恐惧有关，生育能力的丧失就是一个鲜明的提醒——她们终将告别世界。

每一次离别中都有死亡的意象。

——乔治·埃略特（George Eliot，英国著名作家），
节选自《教区生活场景》（*Scenes of Clerical Life*）

在这方面，由于男性的生育能力是逐渐下降的，所以他们没有体验过如此残酷的警钟鸣响，但女性却对此有着直观的感受。所以，与其怨恨和斥责男性在中年时似乎与女性的心态不同，不如更好、更有力量地去拥抱自己的智慧。毕竟，这意味着她们更能够欣赏生命短暂的本质。而且，正如本书第 5 章谈及正念时简述的那样，妄图追回过去或者盲目担心未来对女性的精力来说，无疑是一种巨大的消耗。

女性应该专注的重要时刻就是现在。打个比方，如果女性能活到 80 岁、90 岁甚至 100 岁，那么在我看来，要是把 50 岁、60 岁、70 岁或其他年龄段的时光都花在了期盼自己重回 20 岁、30 岁、40 岁，或者总是为尚未发生的事情而紧张不安的话，是一种极大的浪费。在这方面女性是拥有选择权的，她们本不必把焦点和注意力放在过去或未来。我希望这本小书能够开阔读者的眼界，帮她们看到这种可能性，就像写作这本书也让我开阔了眼界一样。

绝经后的活力

一些女性在更年期后会感受到身体和心理上的能量激增，美国人类学家玛格丽特·米德（Margaret Mead）将其称为"更年期活力"。她说："世界上没有比绝经后女性的活力更强大的力量了。"

记者巴尼·比尔兹利（Barney Beardsley）在《每日邮报》（*Daily Mai*）上发声，对于女性来说，绝经就意味着多年来一直被青春期、孕产期和更年期等奇特旅程所"征用"的身体，终于再次属于自己。

她描述了中年时雌激素突然急剧下降所带来的感觉，这就像要突然戒断一种服用了5年的强效药物一样，绝非易事。她感到口干眼涩，心跳加速，体温也忽高忽低。那时，她都不敢想象事情还会有转机，人到中年的黑暗隧道竟然会通向一片充满无限可能的新风景。然而，现在她55岁了，正在体验一种全新且有些出乎预料的、深刻的幸福感。不过她也没有沉醉于幻想，她得到的是名副其实的55

岁的躯体，包括肌肤的皱纹、下垂、肿块和褶子。但这也是一具令人满意的身体，重新拥有了曲线，并感受到力量正在回归。这是一种敏锐而感性的喜悦，因为她又找回了她自己。现在，她的睡眠更好了，胃口大增，步伐也更加轻快。

这种新的活力使绝经后的时光，成为女性审视生活的绝佳机遇。趁此机会重获清醒非常重要，女性应该停下脚步来思考并认真倾听自己的心声。

随着年龄的增长，女性可能会变得更加通透。

——格洛丽亚·斯泰纳姆（Gloria Steinem，美国著名女权主义领袖），节选自《离谱的行为和日常叛乱》（*Outrageous Acts and Everyday Rebellions*）

在《性、意义与更年期》一书中，苏珊·布雷恩讲述了这样一件事：她曾召集一大群女性，来讨论她们是如何度过更年期的。讨论的结果很明显，更年期绝非一种纯粹的消极体验。有些人说她们感受到了解放和兴奋；另一些人觉得自己变得更有创造力，自我接纳程度也更高了；还有几位认为更年期是一个重新审视希望和梦想的机会，能让女性重新评估"重要事物"的价值。一位女士表示，她终于感觉可以做自己了。另一位女士发现，正面看待、爱惜自己的"自私"行为是一种解脱。还有一位女士解释道，她正在享受脱离母亲的角色、转而充当一位人生导师的过程。

各位读者可能也想以新的视角来审视人际关系、工作、自我健康水平以及时间分配方式。那么，问问自己：

- 我分配时间的方式对我来说有意义吗？
- 我的体力消耗是否合理？
- 我的心智发展是否如我所愿？
- 有没有什么事是我希望学习或研究的？
- 我和朋友们相处得愉快吗？
- 在生活的这个阶段，我和伴侣的关系还默契吗？
- 有没有我想去旅行的地方？

我并不建议你匆忙地下结论，或是直接表达一大堆的不满。相反，请尝试以一种非评判性的方式来思考这些问题。如果你听到内心的批评者在抱怨："对啊，我很想去一些地方旅行，但我丈夫从来不会和我一起去。"那只会让你心生怨愤并产生一种无力感。如果可以的话，退一步海阔天空。在这种情况下，你可以自己去，或者约上朋友一起去。你得花点时间才能搞清楚自己想要什么，所以可以在做一些轻松的事情时或是在即将入睡前，慢慢考虑这些问题。请绕过思维障碍，让你的想象力自在流动。同样，在探索自己的真正需求时，你也要学会乐于妥协。正如兰迪·波许教授（Professor Randy Pausch）在去世前所说（享年47岁）的那样："我们在临终之前感到后悔的，往往不是做过的事情，而是那些想做但没有去做的事情……人类战胜死神的方式不是活得更久，而是活得更好、更充实，因为死神最终会降临到每个人头上。最重要的一点是，在从出生到死亡的一路之上，我们做了什么？"

记住，女性尽管会感受到"绝经后的活力"，但随着年龄的增长，仍然会更容易感到疲倦。所以，不必妄图成全所有人，只坚持自己最喜欢做的事情就可以了。

"最近，我一直在从事一种全新类型的创作工作。我的写作更多的是在滋养他人，可事实上我对建立社群更感兴趣，所以在写作方面我没有过去那么热衷了。"

——59岁的朱尔斯（Jules）

成为更睿智的女性

如果女性仅将更年期视为一种纯粹的身体变化，那就很容易陷入各种症状和失落感之中难以自拔。从另一个方面看，更年期也会带来身体上的轻松——在月经停止后（绝经本身对许多女性来说都是一种解脱），女性的子宫肌瘤缩小，经前综合征消失，经期偏头痛自愈等。毫无疑问，与围绝经期相比，绝经后期的激素波动程度要平缓得多。然而，如果女性仅仅从身体层面关注更年期，就很可能会受困于自己不再年轻或者无法生育的事实。布雷恩强调，人们总是过分强调身体症状而非心理问题，她的这种担忧非常有道理。

> 变老之后最棒的一件事，
> 就是你不必担心失去曾经拥有的岁月。
>
> ——麦德琳·兰歌（Madeleine L'Engle，美国作家）在 1985 年接受《纽约时报》（*The New York Times*）的采访时如此说道

如果女性将更年期看作超越常态的身心转变期，那就更容易将其重新定义为一种积极的，或者更准确地说，多方面的体验。布雷恩写道，当今女性能够读到的关于更年期的大部分内容，都牢牢植根于西方科学和传统医学，大都是从男性化视角出发的、所谓合乎逻辑的方法。她认为，这种情况的弊端在于，这些方法几乎摒弃了更柔和、更随性的"女性化"特质，如敏感、直觉和创造力等。

虽然布雷恩所说的话具有一定价值，但我认为，在此也应将那些不认为自己具有她所描述的女性特质的其他女性群体，纳入考虑范围。

如果人类要创造出一种涵盖不同价值观的、更丰富的文化，就必须认清人类的全部潜能，并创造出一种不那么武断的社会结构，让每一种不同的人类天赋都能在其中找到合适的位置。

——玛格丽特·米德，美国文化人类学家，节选自《三个原始部落的性别与气质》（*Sex and Temperament in Three Primitive Societies*）

在本书中，笔者尽力囊括了女性的所有经历，有时候确实采取了逻辑性的思考模式——我个人认为理性并非无用，但同时也注重为女性的情绪变化和其他不同观点留出了接纳的空间。

"女性朋友们的更年期表现既有个性又有共性。这就好比有一个庞大的事件列表，其中的事情有可能发生，也有可能不发生，似乎没人能对此做出预测。我觉得，更年期作为女性生命阶段中的重大里程碑，它受到的重视程度和研讨热度还远远不够。考虑到世界上一半的人口都会经历更年期，这种现象无疑是令人诧异的。更年期是一段巨大的转变期，女性的身体、情感和心理都会受其影响。正如书中明确指出的，度过更年期的关键就是要与各种变化做朋友，而不是与之抗争。除此之外，女性读到的很多作品都是男性化的语言，而不是为女性发声。在女性生命的这个阶段，最重要的事情就是自我关怀。女性需要的是滋养而不是战斗，是自我理解并与身体和心灵'同频共振'，而不是听信那些与自己这副神奇、鲜活的身体为敌的说教。"

——54 岁的亚莎（Asha）

无论如何，意识到这一点很重要。正如宝拉·冈恩·艾伦在《红月通行证》中所描述的，为了顺利度过更年期，女性需要弄清楚什么是更年期。就像如果不懂什么是月经初潮，年轻的姑娘就会因为双腿之间流血而惊慌失措一样，如果不了解更年期的缘由，年长的女性也会为此担忧不已。

> "度过这段旅程的方式没有对错之分。关键是找到适合你自己的更年期路线，不管怎样，都是可以接受的。"
>
> ——54 岁的希拉里（Hilary）

在这本书中，我和帕特里克医生力图为读者消除一些恐惧。知识就是力量，我希望在本书接近尾声时，你也赞同这一点。

积极对话

本书一再强调，更年期并不是各种功能障碍的集中暴发期，而是一段自然的生命变化历程。与其他女性朋友讨论关于你正在经历的更年期和绝经后症状（哪怕是经常开玩笑也没关系），不仅能够减轻你的心理负担，增进自我理解，而且听听其他过来人的话，还能让你确信自己并不孤单。我希望这本书和书中其他女性的分享和体验，能够帮助你拨云见日，获得安慰。

笔者非常感谢读者的耐心阅读。我希望这本小书能帮助众多女性朋友厘清这个复杂的主题，并为大家指明寻求进一步帮助的方向。笔者建议读者将这本书留在身边，当你觉得日子很糟糕时，可以随时翻阅它。

最后，帕特里克医生和我衷心祝愿每一位女性朋友永远健康、快乐。

莎拉的来信

读者朋友们好！

感谢您阅读《与更年期做朋友》，也欢迎您加入更年期这段旅程。无论您是在听有声书、在手机或平板电脑上浏览，还是翻阅真正的纸版书，我都希望它能增加您对有时令女性"难以启齿"的更年期话题的了解。我希望您的阅读/听书体验就像是与一位好朋友聊天，而且这个朋友因为自己也经历过同样的事情，而对您抱有充分的同情和理解。

如果您喜欢这本书，我非常期待并感激您能在亚马孙或好读网（Goodreads）上留下评论。如果两个网站都留言就更好了！本书的出版商专注于编印鼓舞人心的回忆录和引人入胜的传记故事，所以如果您热衷于阅读更多此类内容，请务必注册订阅该公司的作品。请放心，您的电子邮件地址绝不会被泄露，您也可以随时取消订阅。

正如《与焦虑做朋友》和《与抑郁和解》一样，本书撰写的内容反映了NICE发布的更年期指南中的指导原则。更年期对每个女性的影响都是不同的，但我相信，通过借鉴可靠人士的专业技能，同时开放、诚恳地接纳同龄人分享的经历，女性就可以找到自己穿越这一人生华章的理想途径。

最后，祝愿各位女性朋友一生健康快乐。

致 谢

    首先，我要感谢帕特里克医生，与他共同撰写这本书的合作非常愉快。我还要感谢我的朋友们：莱伊·福布斯（Leigh Forbes）、尼古拉·洛伊特（Nicola Lowit）、劳拉·威尔金森（Laura Wilkinson）和佐伊·伍德沃德（Zoe Woodward），他们在本书的编辑和排版方面提供了很大的帮助。值得一提的是，在创作的过程中，我的母亲玛丽·雷纳（Mary Rayner）和我的丈夫汤姆·比凯特（Tom Bicat）也给予了我巨大的支持，感谢他们。

    我还要向所有为本书的问世做过贡献的人们，表示衷心的感谢。有些女性分享的个人经历和轶事使这本指南更加生动有趣，如果没有你们，我就无法完成这本书。